ノンスラストによる
関節モビライゼーション ❷
―運動器系疾患に対するマッサージ、指圧、関節モビライゼーション―

糟谷俊彦

緑書房

―― ご注意 ――

本書中の診断、治療、手技に関する情報については、細心の注意をもって記載されています。しかし記載された内容がすべての点において完全であると保証するものではありません。本書記載の情報による不測の事故等に対して、著者、編集者ならびに出版社は、その責をおいかねます。

(株式会社　緑書房)

◆ まえがき ◆

　前著『ノンスラストによる関節モビライゼーション―四肢・脊柱のテクニック―』(2011年、緑書房)では、関節の痛みに対する治療法の一つとして、関節の遊びの検査法、動かし方など、スラスト(バキッと音がするような方法)をしないで行う関節モビライゼーション(徒手で他動的に行う関節の検査および治療法)を紹介した。スラストより刺激の弱い直接法、さらに刺激の少ない神経反射などを利用した間接法に分けて、その手技を詳しく解説した。

　刊行後、それらを治療現場で生かす方法を知りたいとの意見が多くあったため、本書では、関節モビライゼーションを治療に取り入れる方法、直接法と間接法の使い分けなどを説明している。さらに、治療の幅を広げるため、筋肉を弛緩させるマッサージ法、指圧法のほか、患者指導のためのアイソメトリックス(筋力を向上させる目的の等尺性収縮運動)や筋肉のストレッチなども取り入れている。前著を基礎編とすれば、本書は臨床編または応用編といえるだろう。

　マッサージは求心性に行い、指圧、あん摩は遠心性に行う。これらは別々の治療法と思われるが、それぞれの特徴を生かせば、一緒に行うことができる。

　関節の軟部組織への手技としては、指圧やあん摩より、マッサージの方が軟部組織への刺激にはよいと思われるため、関節に関しては関節マッサージを採用した。

　あん摩は、頭から遠心性に行っていくが、マッサージが日本に入ってから筋肉を中心に施術を行う手技に変わったといわれている。施術のしやすさから、筋肉を緩めるために主に指圧法を採用している。さらにその中にあん摩の揉捏法(じゅうねつ)を取り入れているのは、その方が刺激しやすい部位があるためである。

　関節モビライゼーションのみで治療してもよいが、軟部組織を緩めてから関節モビライゼーションを行った方が効果が上がる場合が多い。軟部組織を緩めるのに、マッサージと指圧を用いているが、鍼や灸などの別な方法で緩めてもよい。そのうえで運動法の指導を行うと、さらに効果的である。アイソメトリックス、ストレッチは、まず自分でやってみて納得ができたら、患者に指導するようにしてほしい。

　ここで述べているのは、数多くある治療法の中の一つである。治療師の方々の参考になれば幸甚である。

　最後に、本書の出版にあたり、写真撮影など多方面でご協力をいただいた、いずみ接骨院の菅泉雅宏先生、編集をご担当いただいた緑書房の鈴木健之氏に、深く感謝を申し上げます。

2015年2月
糟谷俊彦

目次

まえがき　　　　　　　　　　　　　　003
本書の写真内の矢印の説明　　　　　　006

I 基礎編

1 マッサージ法の基本手技　008

- （1）軽擦法　　　　　　　　　008
- （2）強擦法　　　　　　　　　010
- （3）揉捏法　　　　　　　　　011
- （4）圧迫法　　　　　　　　　014
- （5）振せん法　　　　　　　　016
- （6）叩打法　　　　　　　　　017

2 指圧法の基本手技　019

- ■押圧操作の三原則　　　　　019
- ■指圧法の基本手技　　　　　019
- ■背腰部の圧法　　　　　　　020

3 マッリージ・指圧法の作用、刺激量　021

4 関節モビライゼーション　022

- ■関節モビライゼーションと関節機能障害　022
  - （1）関節モビライゼーション　022
  - （2）関節機能障害の特徴　　022
  - （3）関節機能障害による関節痛の症状　023
- ■直接法　　　　　　　　　　023
  - （1）関節の遊び検査　　　　023
  - （2）関節の遊び検査の評価　023
- ■間接法　　　　　　　　　　024
  - （1）皮膚接触療法　　　　　024
  - （2）関節の遊び検査、操作法　024
- ■関節モビライゼーションを行うときの注意事項　025

II 疾患編

1 五十肩　028

- （1）肩腱板断裂　　　　　　　028
- （2）石灰沈着性腱板炎　　　　030
- ■症状　　　　　　　　　　　031
- ■治療法　　　　　　　　　　031
  - （1）マッサージ・指圧法　　031
  - （2）モビライゼーション　　034
  - （3）運動法　　　　　　　　037

2 上腕骨外側上顆炎　041

- ■症状　　　　　　　　　　　041
- ■治療法　　　　　　　　　　043
  - （1）マッサージ・指圧法　　043
  - （2）モビライゼーション　　046
  - （3）運動法　　　　　　　　048

3 上腕骨内側上顆炎　050

- ■症状　　　　　　　　　　　050
- ■治療法　　　　　　　　　　052
  - （1）マッサージ・指圧法　　052
  - （2）モビライゼーション　　052
  - （3）運動法　　　　　　　　054

4 手根管症候群　056

- ■症状　　　　　　　　　　　056
- ■治療法　　　　　　　　　　058
  - （1）マッサージ・指圧法　　058
  - （2）モビライゼーション　　062

5 腱鞘炎　066

- 5-1　狭窄性腱鞘炎（ドゥケルヴァン病）　066
- ■症状　　　　　　　　　　　067
- ■治療法　　　　　　　　　　068
  - （1）マッサージ・指圧法　　068
  - （2）モビライゼーション　　069
- 5-2　屈筋腱腱鞘炎　　　　　071
- ■症状　　　　　　　　　　　071
- ■治療法　　　　　　　　　　072
  - （1）マッサージ・指圧法　　072
  - （2）モビライゼーション　　073

6 変形性股関節症（股関節症）　076

- ■症状　　　　　　　　　　　076
- ■治療法　　　　　　　　　　078
  - （1）マッサージ・指圧法　　078
  - （2）モビライゼーション　　084
  - （3）運動法　　　　　　　　087

7 変形性膝関節症　089

- ■症状　　　　　　　　　　　089
- ■治療法　　　　　　　　　　090
  - （1）マッサージ・指圧法　　090

（2）モビライゼーション	095
（3）運動法	097

8 足関節部の捻挫、靭帯損傷　099

（1）靭帯の構造	099
（2）足関節部の捻挫	100
■症状	100
■治療法	102
（1）初期の緊急処置	102
（2）マッサージ・指圧法	102
（3）モビライゼーション	106
（4）運動法	110

9 肩凝り　111

■症状	111
■治療法	111
（1）マッサージ・指圧法	111
（2）モビライゼーション	118
（3）運動法	122

10 変形性頸椎症　125

■症状	125
■治療法	127
（1）マッサージ・指圧法	127
（2）モビライゼーション	127
（3）運動法	127

11 頸椎椎間板ヘルニア　130

■症状	130
（1）後側方のヘルニアの症状	130
（2）後方正中のヘルニアの症状	133
（3）筋力検査	134
■治療法	137
（1）マッサージ・指圧法	137
（2）モビライゼーション	143
（3）運動法	143

12 鞭打ち症　144

■症状	144
■治療法	144
（1）マッサージ・指圧法	144
（2）モビライゼーション	145
（3）運動法	146

13 胸郭出口症候群　147

■症状	147
■治療法	152
（1）マッサージ・指圧法	152
（2）モビライゼーション	152
（3）運動法	152
（4）胸郭出口症候群の体操	153

14 腰椎椎間板ヘルニア（LDH）　156

■症状	156
（1）症状	156
（2）鑑別診断・検査	157
（3）圧痛部位	159
（4）椎間板ヘルニアの部位と症状	160
（5）筋力検査	162
■治療法	164
（1）マッサージ・指圧法	164
（2）モビライゼーション	171
（3）運動法	173

15 脊椎すべり症　176

■症状	176
■治療法	177
（1）マッサージ・指圧法	177
（2）モビライゼーション	177
（3）運動法	177

16 変形性脊椎症　178

■症状	178
■治療法	178
（1）マッサージ・指圧法	178
（2）モビライゼーション	178
（3）運動法	179

17 腰部脊柱管狭窄症　180

■症状	180
■治療法	181
（1）マッサージ・指圧法	181
（2）モビライゼーション	181
（3）運動法	181

18 坐骨神経痛　182

本書の写真内の矢印の説明

　本書では、数多くの写真を用いて、検査法、マッサージ・指圧法、モビライゼーションや運動の方法について解説しています。写真内には、これらの手技が区別できるように、以下のような矢印を使用しています。

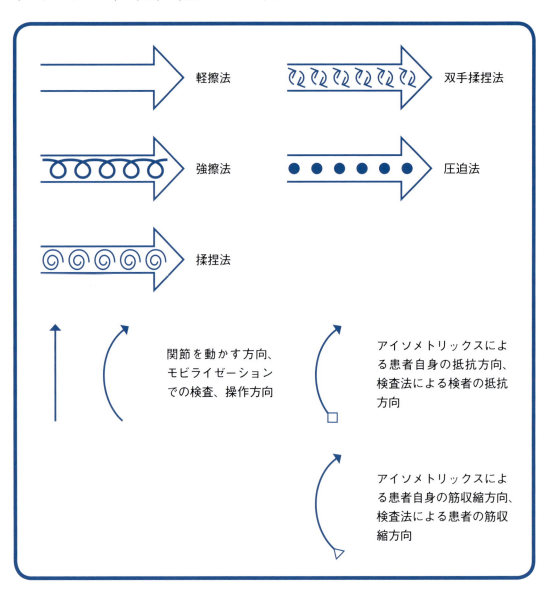

I
基礎編

1 マッサージ法の基本手技

　マッサージは、皮膚に直接オイルやタルクなどの滑剤を用いて行うもので、四肢末梢から体幹に向かい、さらに心臓に向かって求心性に行う手技である。
　本書の手技は、滑剤を用いず、皮膚直接または、薄い衣服の上から行うものとする。
　マッサージの基本手技には、**軽擦法、強擦法、揉捏法、圧迫法、振せん法、叩打法**の6つの方法がある。

(1) 軽擦法

　術者の手を患者の皮膚にぴったりと密着させ、一定の圧でなで、さする方法である。軽擦法には、手掌軽擦法（**写真1**）、母指軽擦法（**写真2**）、二指軽擦法（**写真3**）、四指軽擦法（**写真4**）、指髁軽擦法（**写真5**）の5つの種類がある。

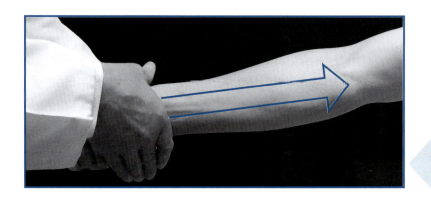

写真1
前腕前側の手掌軽擦法

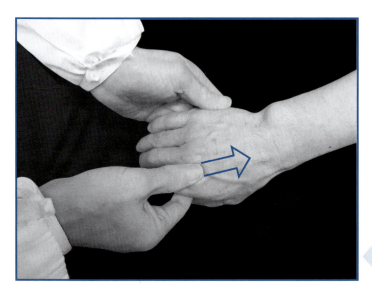

写真2
手背骨間部の母指軽擦法

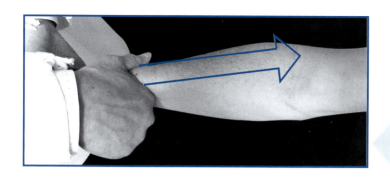

写真3
前腕外側の二指軽擦法

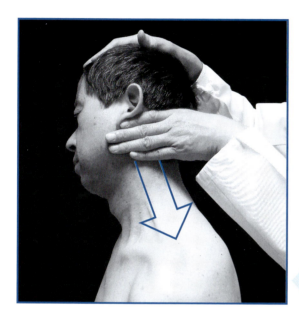

写真4
側頸部の四指軽擦法

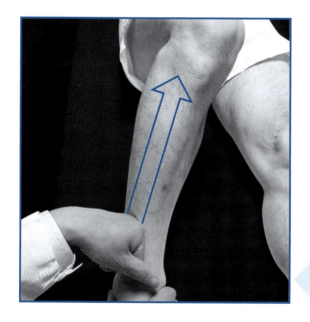

写真5
下腿前側の指髁軽擦法

（2）強擦法

　主に関節や瘢痕などに対して行う手技で、病的な滲出物の吸収や、癒着した皮膚を剥して皮膚などの組織が動くようにする目的で行う。

　強擦法には、**らせん状（屋瓦状）強擦法、うずまき（渦巻）状強擦法**があり、軽擦法と揉捏法の中間的な手技とされる。

　なお、本書では、らせん状強擦法を用いる。

① **らせん状強擦法**　主に関節に対して行われる。1回揉むごとに母指を離さず、連続して移動しながら、線状または関節の形状に沿って関節周囲などを揉んでいく（**写真6**）。

② **うずまき状強擦法**　主に瘢痕に対して行われる。1回揉むごとに母指を離さずに連続して移動し、円形や楕円形を描きながら、瘢痕や硬結などの外側から中心に向かって揉んでいく（**写真7**）。

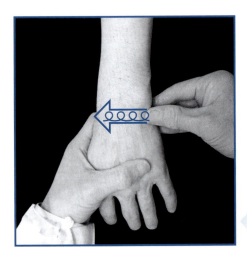

写真6
手関節背側のらせん状母指強擦法

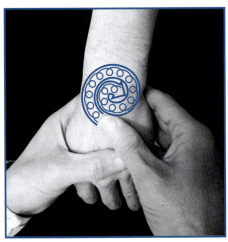

写真7
手関節背側のうずまき状母指強擦法

（3）揉捏法

　主に筋肉に対して行う手技で、術者の手で筋肉を輪状に動かしながら大きく揉んでいく。筋肉をそれぞれ的確にとらえて把握または押し揉む。一種の他動的な筋肉の運動にもなると考えられている。

　1箇所を3回くらい揉んでから離して次の部位に移動し、また3回くらい揉んでから離して次の部位に移動することを繰り返し行う。

　揉捏法には、手掌揉捏法（**写真8**）、母指揉捏法（**写真9**）、二指揉捏法（**写真10**）、四指揉捏法（**写真11**）、把握揉捏法（**写真12**）、双手揉捏法である鋸切状（のこぎり状）揉捏法（**写真13**）と錘状（きりもみ状）揉捏法（**写真14**）の6つの種類がある。

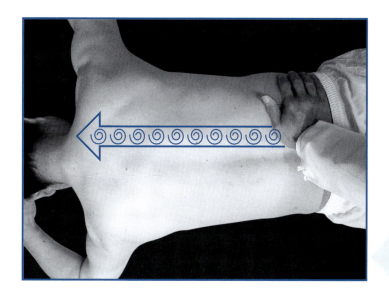

写真8
背部の手掌揉捏法

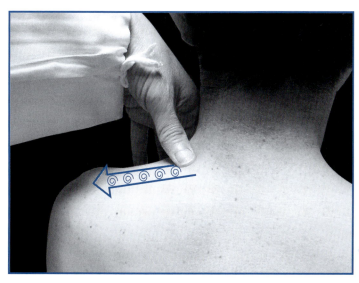

写真9
肩上部の母指揉捏法

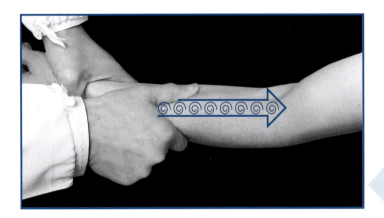

写真10
前腕外側の二指揉捏法

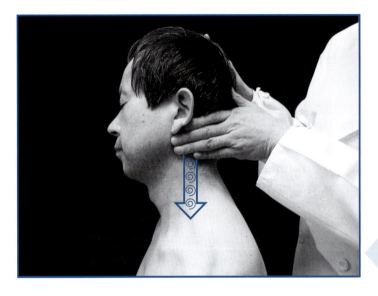

写真11
側頸部の四指揉捏法

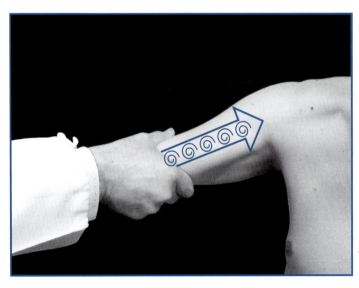

写真12
上腕前側の把握揉捏法

Ⅰ 基礎編

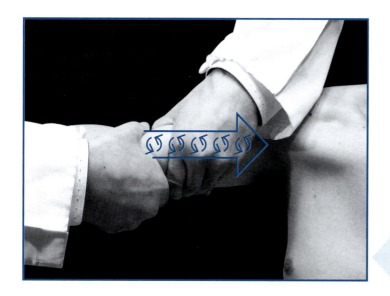

写真13
上腕前側の鋸切状揉捏法

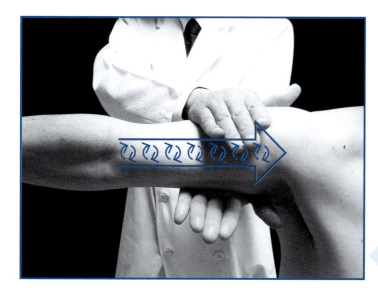

写真14
上腕の錘状揉捏法

1　マッサージ法の基本手技

(4) 圧迫法

　術者の手指や手掌などを用いて、患者のマッサージする部位を圧迫する手技である。圧迫は、垂直圧で漸増漸減圧するように行う。1箇所をゆっくり押していき、3〜5秒間維持し、ゆっくり離して次の部位に移動していく。

　圧迫法には、手掌圧迫法（**写真15**）、把握圧迫法（**写真16**）、母指圧迫法（**写真17**）、二指圧迫法（**写真18**）、四指圧迫法（**写真19**）の5つの種類がある。それぞれの手技には、間歇圧迫法、持続圧迫法があるが、本書では間歇圧迫法を用いる。

① **間歇圧迫法**　3〜5秒間くらい持続して圧迫を行う。
② **持続圧迫法**　1分間くらい持続して圧迫を行う。

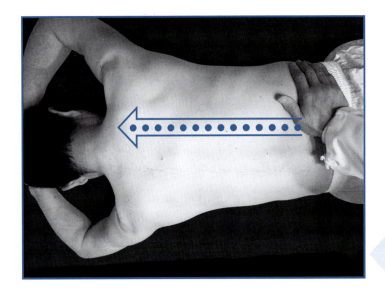

写真15
背部の手掌圧迫法

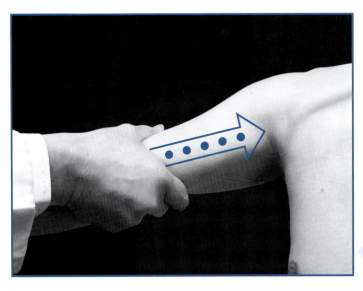

写真16
上腕前側の把握圧迫法

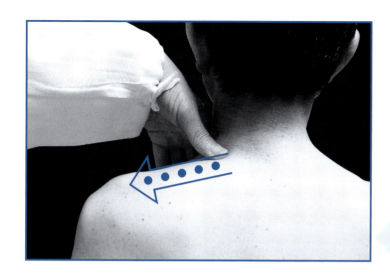

写真17
肩上部の母指圧迫法

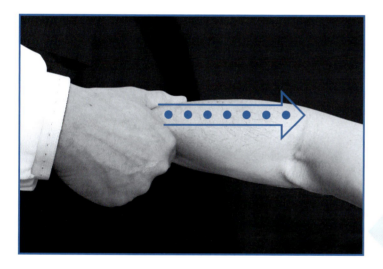

写真18
前腕外側の二指圧迫法

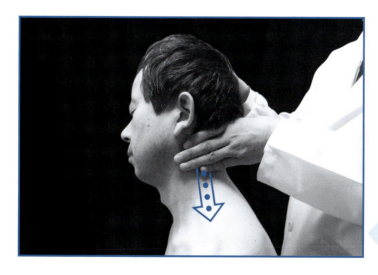

写真19
側頸部の四指圧迫法

（5）振せん法

　術者の手や手指などを用いて、患者のマッサージする部位を軽く押しながら振るわせ、その振動をマッサージする部位に伝わせる手技である。

　振せん法には、手掌振せん法（**写真20**）、指端振せん法（**写真21**）、牽引振せん法（**写真22**）の３つの種類がある。

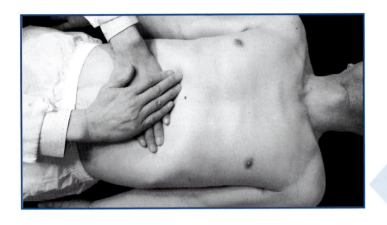

写真20
腹部の手掌振せん法

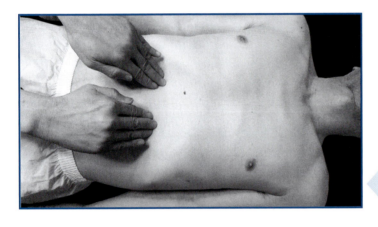

写真21
腹部の指端振せん法

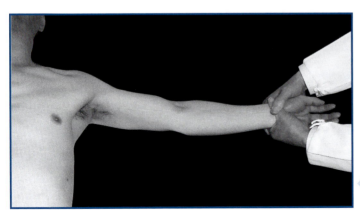

写真22
上肢の牽引振せん法

（6）叩打法

　術者の手を様々な形にして、手のそれぞれの部位で、患者のマッサージする部位を軽くリズミカルに叩くようにして行う手技である。片手または両手で弾力的に行う。

　叩打法には、手拳叩打法（**写真23**）、切打法（**写真24**）、拍叩法（**写真25**）、指頭叩打法（**写真26**）、指背叩打法（**写真27**）、環状叩打法（**写真28**）の6つの種種がある。

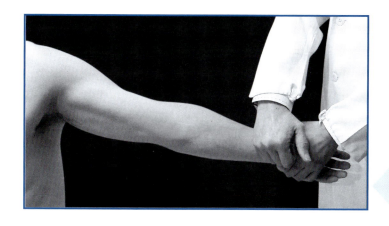

写真23
前腕前側の手拳叩打法

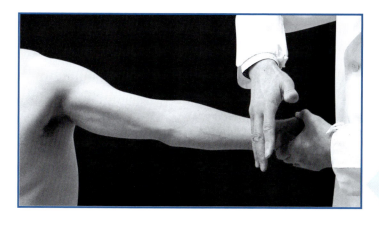

写真24
前腕前側の切打法

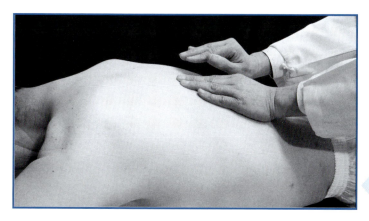

写真25
背部の拍叩法

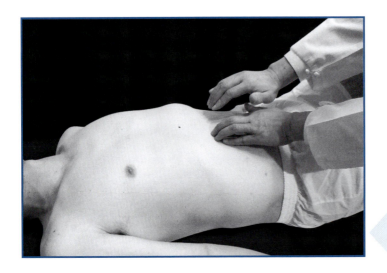

写真26
腹部の指頭叩打法

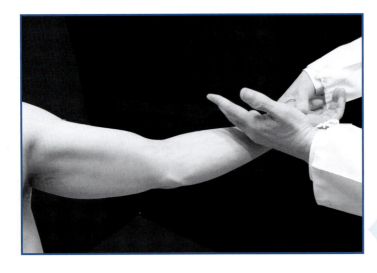

写真27
前腕前側の指背叩打法

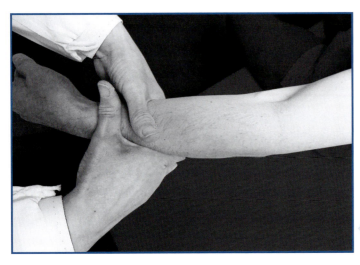

写真28
上肢の環状叩打法

2 指圧法の基本手技

　指圧とは、頭を中心に、遠心性に体幹、さらに四肢末梢へと行う手技である。指圧は、手拭いや薄い衣服の上から行う。
　指圧法の手技は、マッサージ法の圧迫法に準ずる場合が多い。

押圧操作の三原則

① **第一の原則（垂直圧の原則）**　人体は複雑な曲線からなっており、それに対して中心に向かって垂直に圧迫する。
② **第二の原則（持続の原則）**　一定の強さで圧迫したらその圧を緩めず、一定の時間持続する。通常は3～5秒間持続する。
③ **第三の原則（集中の原則）**　術者は集中することで、技術の精度を上げ、さらに術者の精神と技術を一致させる。これらにより治療効果を上げるようにする。

指圧法の基本手技

　基本手技には、**通常圧法、衝圧法、緩圧法、持続圧法、吸圧法**がある。
　押圧操作に用いる部位は、母指頭、母指腹、母指骨、全母指、四指頭、四指腹、手掌などである。

① **通常圧法**　最も多く用いられる指圧法で、マッサージの圧迫法と同じものである。垂直圧で漸増漸減圧1点圧で行う。圧迫時間は3～5秒間持続する。
② **衝圧法**　漸増圧で押して維持し、そこから急に押して離す方法である。
③ **緩圧法**　通常圧法の2～3倍の時間をかけて、ゆっくりと緩やかに圧迫する方法である。
④ **持続圧法**　通常圧法と同じく、漸増漸減圧で圧迫するが、圧迫時間はおよそ1分間持続する。
⑤ **吸圧法**　四指や手掌で皮膚および皮下組織を吸い上げていくように施術する方法である。

　なお、本書で主に使用する手技は、母指腹や手掌などを用いた通常圧法である。

背腰部の圧法

　背腰部の圧法には、両母指を左右の背腰部に置き、これを同時に圧迫する方法（**写真29**）、一方の背腰部に両母指を重ねて圧迫した後、他方の背腰部を圧迫する方法（**写真30**）、**写真30**と同じ順に行うが、両母指を重ねずに左右の背腰部を別々に行う方法（**写真31**）などがあるが、どの方法を用いてもよい。

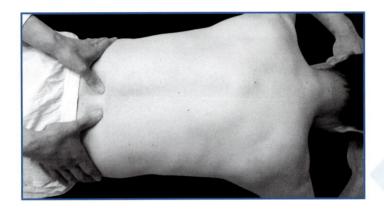

写真29
左右の背腰部を
同時に圧迫する方法

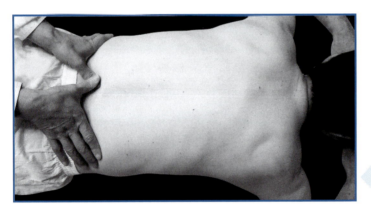

写真30
両母指を重ねて片側ずつ
背腰部を圧迫する方法

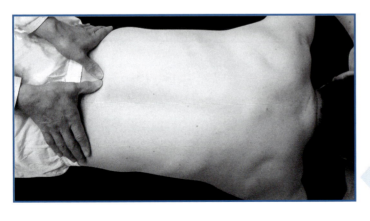

写真31
両母指を重ねずに片側ず
つ背腰部を圧迫する方法

3 マッサージ・指圧法の作用、刺激量

（1）本書で用いるマッサージ法・指圧法

　本書では、主に強擦法、揉捏法、圧迫法の手技を用いて筋肉を緩める。軽擦法は、最初と最後に行ったものとして省略している。

　関節には、関節マッサージを求心性に行った。その他の部位には、指圧法と同じように遠心性に施術し、手技は揉捏法、圧迫法を用いた。

　これらの方法は、一つの施術法であり、別のマッサージ法や指圧法などで、軟部組織を緩めてもよい。また、マッサージや指圧以外の鍼や灸などで軟部組織を緩めてもよい。

（2）マッサージ法・指圧法の生体に対する作用

　マッサージ法・指圧法の生体に対する作用には、**興奮作用、鎮静作用**の二つに大別される。

① **興奮作用**　病的に機能が減退して起こる麻痺やしびれなどに対して、機能を回復させる目的で行う。それには、軽い圧迫、軽い揉捏や軽擦などの弱刺激を与える。

② **鎮静作用**　病的に機能が亢進して起こる疼痛や神経痛、筋緊張などに対して、機能を抑制させる目的で行う。それには、強い圧迫や強い揉捏などの強刺激を与える。

（3）刺激量

　興奮作用と鎮静作用の刺激量は、患者の状態、患者の感受性を考慮しながら、刺激量を決定していく。特に、強刺激を用いる場合においては、患者の感受性を重視する必要がある。

4 関節モビライゼーション

関節モビライゼーションと関節機能障害

（1）関節モビライゼーション

　関節モビライゼーションは、関節機能障害による「関節の遊び」の消失または減少によって起こる関節の拘縮、関節痛などを治療するための方法の一つである。

　関節モビライゼーションは、関節の遊びを正常にすることにより、関節を動きやすくするもので、関節に痛みのない運動を回復させ、関節や関節周囲の軟部組織の柔軟性を維持していくものである。

　関節の遊びは、随意的に行われる筋肉による関節の運動とは異なり、不随意的に行われる運動であり、その範囲も小さい。関節の遊び検査では、疼痛が起きないように受動的な運動で行い、関節の遊びがどのような状態にあるかを確認する。関節の遊びが正常であることによって、なめらかで痛みのない運動ができるようになる。関節の運動は、随意運動である筋肉による運動と、不随意運動である関節の遊びとが、同時に働くことによって正常な痛みのない運動が行われる。

（2）関節機能障害の特徴

　関節機能障害（本書では関節の遊びが消失または減少したものをいう）は、関節の遊びが正常でなくなることにより、関節の遊びの消失または減少と同時に、それに伴う関節痛が起こるものである。しかし、随意筋の何らかの障害によって、随意運動に痛みが起こったり、その運動が消失することは、関節機能障害によるものではない。

　関節機能障害による関節痛と、それ以外による関節痛には、次のような特徴がある。

① 関節機能障害による関節痛
- 関節の遊びの消失または減少によって起こる関節痛は、関節の運動時のみに起こる。通常は、鋭い痛みが感じられる。
- 常に同一方向への運動時に痛みが現れ、運動時以外では痛みは消失または減少している。しかし、運動することによって再び鋭い痛みが出現する。

② 関節機能障害以外による関節痛
- 急性障害では、運動時以外でも疼痛があり、痛みが増加していくこともある。また、痛みで関節が動かせないことがあり、炎症や腫脹がみられることが多い。
- 夜間痛がある場合は、悪性新生物などによる痛みの可能性もあるので注意する必要がある。

（3）関節機能障害による関節痛の症状

関節痛の原因が関節機能障害によるものと考えられるものには、次のような症状がみられる。

① 何らかの不意な動作などによって疼痛が突然起きるが、腫脹や炎症がみられないもの。
② 何らかの原因により、軟部組織などに小さな損傷ができ、腫脹や炎症が起こっていたが、損傷が治り、腫瘍や炎症がなくなった後にも疼痛があるもの。
③ 疼痛は運動によって増加し、運動時以外では消失または減少し、関節の強直がないもの。

直接法

（1）関節の遊び検査

関節の遊び検査は、まず患者を安静位にし、患者の関節が緩む状態にする。安静位とは、関節機能障害を起こしている関節を、患者にとって最も楽な状態にしておくことのできる姿勢である。

関節の遊びの範囲で関節組織を動かす場合、検者は関節の遊びを広げるにあたって、関節包、靱帯などの軟部組織を伸張していく。

関節モビライゼーションの手技操作には、**動揺法、持続的伸張法**があるが、どちらの手技を選択するかは、患者の関節の状態によって決める。通常、動揺法が適している場合が多い。

① **動揺法** 関節を動揺的に動かし、軟部組織を少しずつ伸張して関節の遊びをつけていく方法。遊びの動き、遊びの範囲を確認しながら操作をしていく。
② **持続的伸張法** 関節の遊びがなく、関節の可動性が大きく減少している場合に軟部組織を数秒から数十秒間、持続的に伸張していく方法。

（2）関節の遊び検査の評価

遊び検査では、各関節のそれぞれの方向の遊びの消失および減少、それに伴う痛みの有無などを十分に確認し、評価を行う。

通常、関節の遊びは、他方の同じ関節が正常であるものとして、これらの関節の遊びを比較して可動性を決定する。しかし、患者の両方の同じ関節が正常でない場合は、臨床経験などから遊び検査の評価を行うようにしなければならない。

関節の遊びは、「長軸方向への牽引」「左右方向」「前側・後側方向」「回旋」などを操作することによって評価されるが、この遊び検査が治療につながっていくことが多い。

間接法

（1）皮膚接触療法

　昨今の高齢化社会に伴い、骨粗鬆症などの患者が増加しているが、これらの患者に強刺激を与える治療を行うことは難しい。このため、皮膚を触って弱い刺激で治療する「皮膚接触療法」（本書ではこの名称で示す）の需要が高まりつつある。関節モビライゼーション間接法は、皮膚接触療法の一つである。

　皮膚接触療法は、皮膚を触って皮膚に刺激を与えて治療するため、弱い力で行われる。強い刺激を与えると皮膚への刺激ではなく、筋肉などの深部軟部組織への刺激となるため、皮膚接触療法でみられる特徴的な反応があまり得られず、効果も少ないと考えられる。

（2）関節の遊び検査、操作法

　間接法でも、直接法と同じように、関節包および関節包内の関節間の歪みから起きている関節機能障害を治療するための手技操作が行われる。

　間接法の遊び検査は、直接法と同じような検査法を行うが、力の入れ具合は直接法よりも弱い。手技操作は、遊びが大きい方へ200～300ｇ前後で押すように操作する。脊椎でも、遊びが大きく動く方に操作する。脊椎の場合は遊びがない方に硬結や圧痛があることを確認し、そこに200～300ｇ前後の垂直圧をかける「押圧法」も用いることができる。押圧法は、他の硬結部位や圧痛にも応用ができる。

　皮膚に接する時間は、1～2分前後である。これらは、神経反射によって起こるものと考えられる。

　間接法には、神経反射による操作のみではなく、軟部組織への刺激を行う方法もある。軟部組織への刺激の場合は、300ｇ以上の圧をかける。

関節モビライゼーションを行うときの注意事項

① 検者、患者ともにリラックスする。検者は、検査・操作が行われる関節をしっかりと固定する。固定・遊び検査・操作で、痛みが起きないようにする。
② 関節モビライゼーションの遊び検査・操作は、できるかぎり検者の身体の重心に近いところで行う。
③ 関節の検査・操作は、できるかぎり安静位で行う。
④ 1回の検査では、1つの関節を検査をする。1回の検査で、連続して複数の関節をみない（例外もある）。
⑤ 各関節において、1回の検査は1方向だけをみる。連続してみる場合は、必ず元の位置に戻ってから行う（例外もある）。
⑥ 検査・操作を行う場合は、関節を構成している2つの関節面のうち、1つの関節面は必ず固定する。
⑦ 患側の関節の遊びの範囲の検査は、他方の健側の関節（正常な関節）の遊びの範囲と比較して評価をする。
⑧ 粗暴な検査・操作は行わない。
⑨ 疼痛を感じたら、検査・操作を中止する。
⑩ 関節または骨に炎症や疾病などがある場合は、検査・操作は行わない。

関節モビライゼーションについての詳しい内容や手技の種類などは、『ノンスラストによる関節モビライゼーション―四肢・脊柱のテクニック―』（2011年、緑書房）を参考にしてください。

II

疾患編

1 五十肩

　五十肩（肩関節周囲炎）は、一般に50歳前後に好発する肩関節の疼痛と運動制限を起こす肩関節の疾患をいう。以前は、**肩腱板断裂、石灰沈着性腱板炎**も含まれていたが、現在はこれらの疾患は除かれ、それ以外の疾患群を五十肩と呼ぶ。

（1）肩腱板断裂

　肩腱板は、棘上筋・棘下筋・小円筋（**図1-1**）、肩甲下筋（**図1-2**）で構成されている。棘上筋腱は常に上肢の重さによって伸展され、挙上時において大結節、肩峰、烏口肩峰靱帯の間が圧縮されるため、肩腱板断裂は非外傷性によって半数程度が起こる。（烏口突起と肩峰の間は、烏口肩峰靱帯が張っている。その下を棘上筋腱が通り大結節に付着している。）

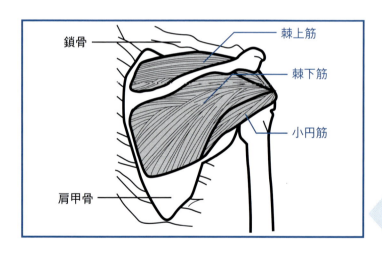

図1-1
棘上筋・棘下筋・小円筋
［右肩関節後面］

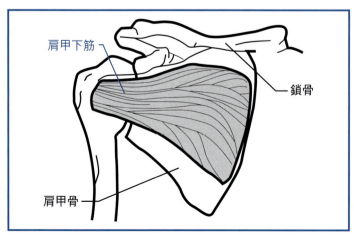

図1-2
肩甲下筋
［右肩関節前面］

肩腱板断裂では、**有痛弧徴候、落下テスト、ホーキンステスト**が陽性となることが多い。

① **有痛弧徴候　ペインフルアークサイン（painful arc sign）**：自動運動または他動運動で外転するとき、60°〜120°の間では挙上時痛が起こるが、60°以下または120°以上では運動時痛は起きない。外転位から戻すときも、同じ範囲で疼痛が起こることが多い（**写真32**）。

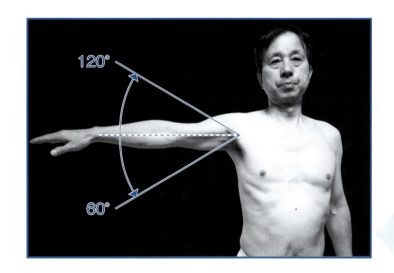

写真32
有痛弧徴候

② **落下テスト　ドロップアームテスト（drop arm test）**：検者は患者の手関節を持ち、他動的に肩関節を90°外転させたら、検者の手を離し、患者にこの状態を保持させる。患者が痛みのために保持できず、上肢が下降した場合を陽性とする。断裂部の範囲により、陰性になることがある（**写真33**）。

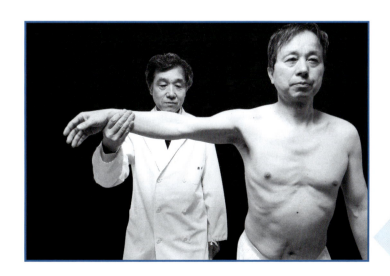

写真33
落下テスト

③　ホーキンステスト（Hawkins Test）　患者に肩関節を90°屈曲させ、さらに肘関節を90°屈曲させて外旋位にする。検者は、患者の肩関節を外旋位から内旋する。このとき、烏口肩峰靱帯部の肩関節前面部付近に疼痛を訴えた場合を陽性とする（**写真34**）。

このテストは、肩峰と腱板が上肢を他動的に動かすことによって、これらが衝突するために疼痛が誘発される「インピンジメント徴候（impingement sign）」の一つである。

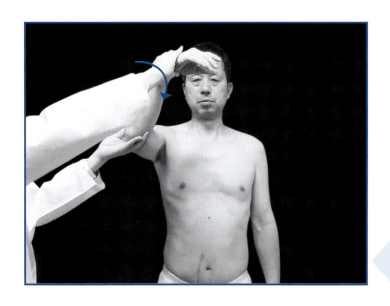

写真34
ホーキンステスト

（2）石灰沈着性腱板炎

夜間、突然に激烈な疼痛が肩関節に起こることが多く、眠れなくなることもある。また、関節運動ができなくなる。25〜50歳代の女性に好発する。

急性期は、発症後1〜4週で、激烈な自発痛、強い疼痛による著しい運動制限、肩峰下部に腫脹、圧痛などが出現し、他動運動も顕著に制限される。

肩腱板内にリン酸カルシウム結晶という石灰が沈着するため、肩の炎症、疼痛、運動制限が起こる。石灰がたまってくると痛みが増加していき、腱板から滑液包内に破れて出たときに激痛となって発症する。

診断では、病院などでのX線（レントゲン）撮影により、腱板付近に石灰沈着が認められる。

症状

　五十肩の症状は、患者によって異なるが、夜間や寒冷時に痛みが強くなることがある。上肢の屈曲・外旋時に疼痛があることが多い。一般に、いわゆる結髪・結帯の障害があり、日常生活に支障が出る。

　症状により、**氷結期、凍結期、解凍期**に分類される。凍結期と解凍期であることが多いが、氷結期から始まることもある。

① **氷結期**　安静時に激痛があり、運動制限もある。これは２〜３週間継続する。氷結期がない場合も多い。

② **凍結期**　安静時には痛みはないが、運動時に疼痛は出現し、運動制限が起きる。これは４〜12ヶ月継続する。後半には運動時痛は多少よくなっていくが、運動制限はある。

③ **解凍期**　凍結期の後半から続くもので、運動時の疼痛はなくなるが、運動制限はある。

　最初は、運動時痛により運動制限が起きる。拘縮が少しずつ進行していき、凍結期になると拘縮が強くなり、さらに運動制限が起きる。時に、さらに拘縮をきたし、あらゆる方向に運動制限が起こり、痛みが強くなるため、肩をほとんど動かせなくなる。この状態を「凍結肩（フローズン・ショルダー frozen shoulder）」という。

　拘縮が強くなると、疼痛は徐々に快方に向かっていく。その後、解凍期に向かい、運動制限も少しずつ改善していく。

治療法

（１）マッサージ・指圧法

① 激痛があり、動かせない初期の氷結期には、患部を冷やさないようにし、一時的に三角巾などで固定しながら軽いマッサージ・指圧などを行う。

② 凍結期・解凍期には、頸部、肩上部、肩背、肩甲間部の凝り、圧痛への母指圧迫を行う（「肩凝りのマッサージ・指圧法」［p.111〜113］を参照）。

③ 肩関節のマッサージ・指圧を行う。特に、三角筋部（**図２**）、大胸筋部（**図３**）、棘上筋部・棘下筋部（**図４**）の圧痛・硬結部および筋緊張に十分に施術を行う。三角筋の手掌揉捏（**写真35**）、大胸筋の手根揉捏（**写真36**）、棘上筋・棘下筋の手根揉捏（**写真37**）、場所により母指球揉捏を行う。また、肩関節縁の母指強擦（**写真38**）を行う。

④ 肘関節の痛みなどがある場合は、肘関節のマッサージも行う（「上腕骨外側上顆炎のマッサージ・指圧法」［p.43〜45］を参照）。

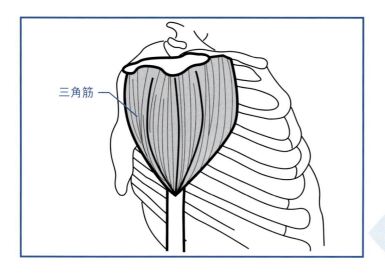

図2　三角筋

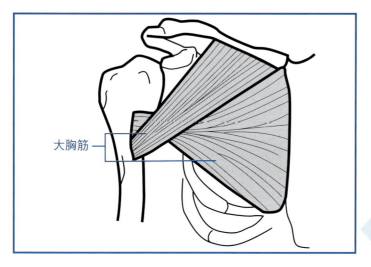

図3　大胸筋

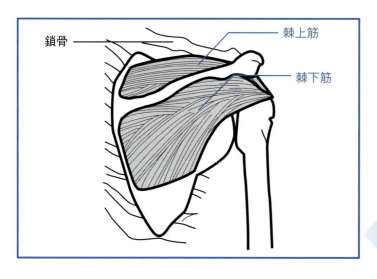

図4　棘上筋・棘下筋

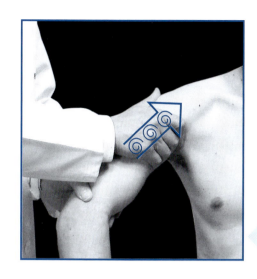

写真35
三角筋の手掌揉捏

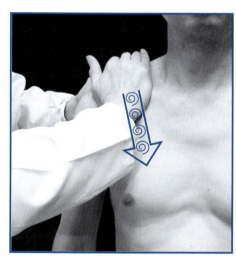

写真36
大胸筋の手根揉捏

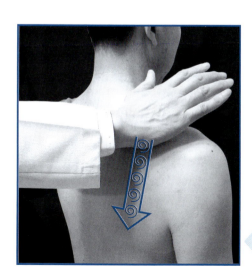

写真37
棘上筋・棘下筋の手根揉捏

一 五十肩

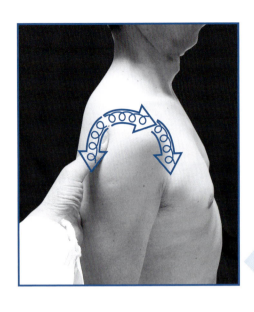

写真38
肩関節縁の母指強擦

(2) モビライゼーション

① 頸部、肩上部、肩背部の凝りなどがある場合は、頸椎や胸椎のモビライゼーションを行う(「肩凝りのモビライゼーション」[p.118〜120] を参照)。

② 肩関節のモビライゼーションを行う。肩関節が屈曲できないときは、屈曲できる範囲で行う。外側方向(**写真39**)、前側方向(**写真40**)、下側方向(**写真41**)、後側方向(**写真42**)、後下側方向(**写真43**)、後外側方向(**写真44**)、外旋方向(**写真45**)の関節の遊びを確認する。特に、後下側方向、後外側方向を十分にみる。続いて、肩鎖関節の上側・下側方向(**写真46**)、胸鎖関節の上側・下側方向(**写真47**)の遊びを確認する。それぞれの関節の遊びがない場合は、遊びをつける。

③ 肘関節の運動時痛などがある場合は、肘関節のモビライゼーションも行う(「上腕骨外側上顆炎」[p.46〜48]「上腕骨内側上顆炎」[p.52〜54]のモビライゼーションを参照)。

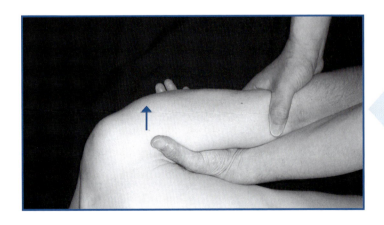

写真39
肩関節の外側方向

検者は内側手を患者の腋窩に入れ、外側手で患者の肘関節を固定する。内側手で上腕骨頭を外方に動かすようにして関節の遊びを確認する。

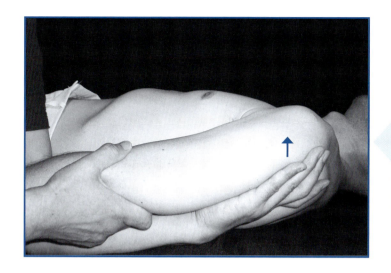

写真40
肩関節の前側方向

検者は内側手を患者の腋窩、上腕近位部後側に置き、外側手で患者の肘関節を固定する。上腕骨頭を前方に動かすようにして関節の遊びを確認する。

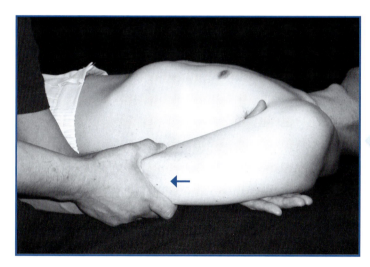

写真41
肩関節の下側方向

検者は内側手を患者の腋窩に入れて固定し、外側手で患者の肘関節を持つ。肘関節を引き下げ、上腕骨頭を下方に動かすようにして関節の遊びを確認する。

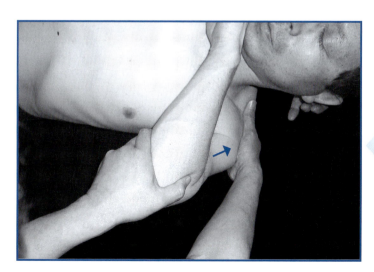

写真42
肩関節の後側方向

検者は患者の肩関節を90°に屈曲し、上腕骨頭の下に外側手の手掌を置く。内側手で患者の肘頭を押し、上腕骨頭の後方の関節の遊びを確認する。

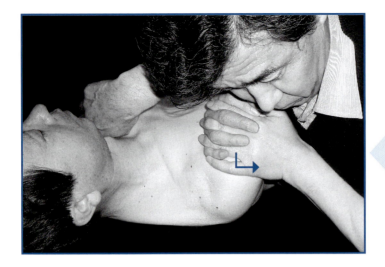

写真43
肩関節の後下側方向

検者は患者の肩を90°くらい屈曲し、患者の上腕骨近位部に両手を組んで置く。上腕骨を後方に押しながら下方に引いて関節の遊びを確認する。

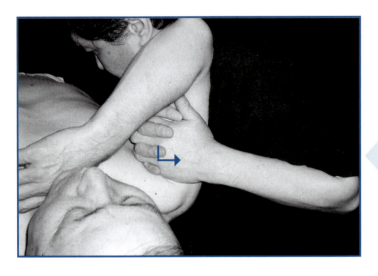

写真44
肩関節の後外側方向

検者は患者の肩を90°くらい屈曲し、患者の上腕骨近位部に両手を組んで置く。上腕骨を後方に押しながら外方に引いて関節の遊びを確認する。

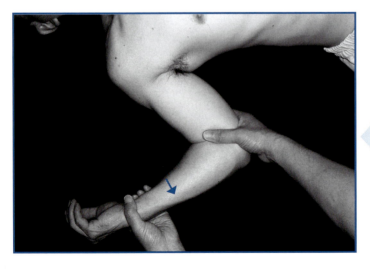

写真45
肩関節の外旋方向

患者は肘関節屈曲位で体側に置く。検者は内側手で患者の肘関節、外側手で前腕部を握り、肩関節の随意運動の範囲を除いて関節の遊びを確認する。

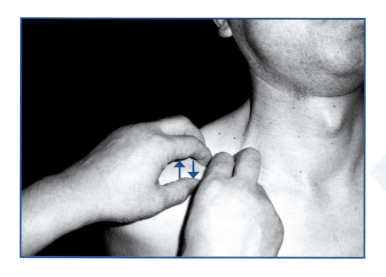

写真46
肩鎖関節の上側・下側方向

検者は患者の鎖骨の外側1／3を両母指と両第2、3指でつかみ、上方・下方への関節の遊びを確認する。

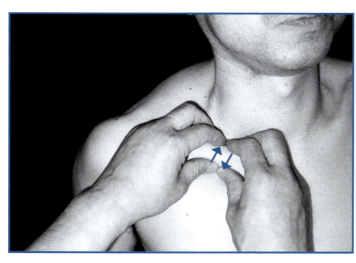

写真47
胸鎖関節の上側・下側方向

検者は患者の鎖骨の内側1／3を両母指と両第2、3指でつかみ、上方・下方への関節の遊びを確認する。

（3）運動法

　自宅でできる棒体操（結髪・結帯運動）、ゴットマン体操（アイロン体操）、壁を使って行う屈曲運動、外旋運動などを適宜選択して指導する。

① **棒体操**　本書では、棒の代わりにタオルを使用し、結髪運動（**写真48**）、結帯運動（**写真49**）を行う。

② **ゴットマン体操（アイロン体操）**
- 1～2kgの鉄アレイなどを持って、内回し・外回し運動を行う（**写真50**）。
- 1～2kgの鉄アレイなどを持って、前後方向、左右方向への運動を行う（**写真51－1、写真51－2**）。

③ **屈曲運動**　壁に指を這わせ、肩関節の屈曲運動を行う（**写真52**）。

④ **外旋運動**　健側の手で患側の前腕をつかみ、外旋運動を行う（**写真53**）。

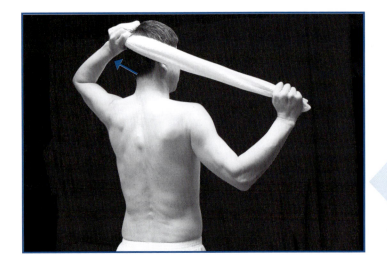

写真48
結髪運動［患側は右］

患側でタオルの端を握り、健側で反対側のタオルの端を握って引っぱる。

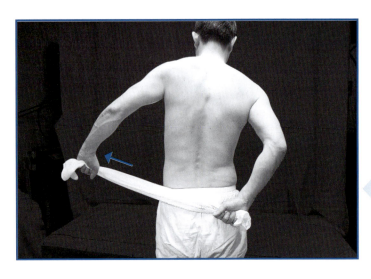

写真49
結帯運動［患側は右］

患側でタオルの端を握り、健側で反対側のタオルの端を握って引っぱる。

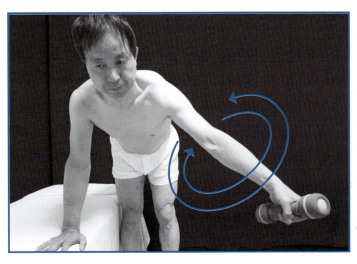

写真50
鉄アレイを使った
内回し・外回し運動

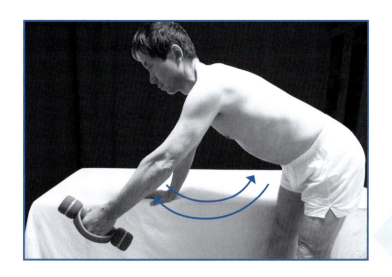

写真51-1
鉄アレイを使った前後方向への運動

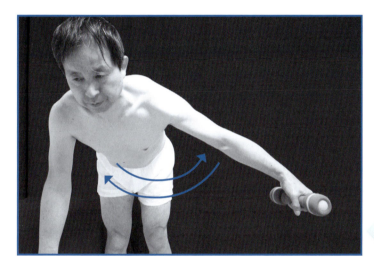

写真51-2
鉄アレイを使った左右方向への運動

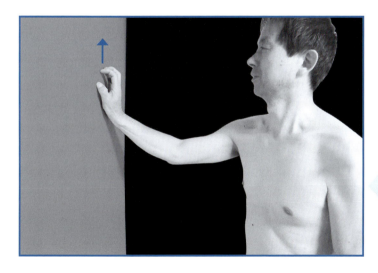

写真52
屈曲運動

壁に手を付け、指を這わすように上肢を上方に動かして肩関節の屈曲運動を行う。

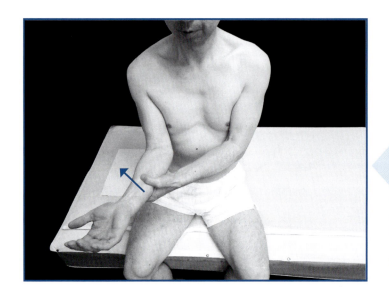

写真53
外旋運動

患側の肘を腋窩の下方で脇を締め、前腕を回外位とし、肘関節を90°屈曲する。健側の手で患側の前腕をつかみ、外旋するように押して肩関節の外旋運動を行う。

2 上腕骨外側上顆炎

　肘関節から手関節や手指を通る長橈側手根伸筋、短橈側手根伸筋、指伸筋などの伸筋群は上腕骨外側上顆から起始している。これらの伸筋群を動かしすぎると、筋群の起始や腱に小さな断裂ができ、運動時痛および自発痛が起こる。特に、短橈側手根伸筋（**図5**）に起きやすい。

　テニスのバックハンドを行う者に発症しやすいため、「テニス肘」といわれる。しかし、実際には30〜50歳代の女性に多くみられ、手を使う作業をする者に多く発症する。

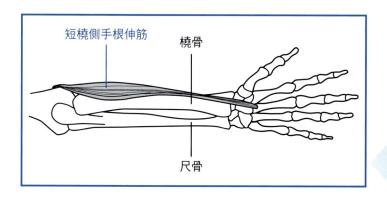

図5
短橈側手根伸筋
［右前腕後側］

症状

　前腕回内位で物を持ち上げる、雑巾を絞る、拭き掃除をするなど、手を使う作業をするときに肘関節から前腕にかけて橈側に起きる痛み（**図6**）が主な症状である。

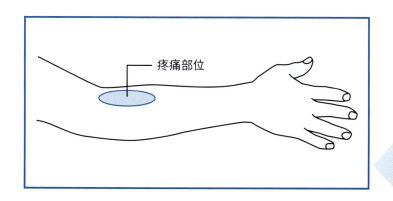

図6
上腕骨外側上顆炎の疼痛部位

トムゼンテスト、コーゼンテスト、中指伸展テストを行ったときに、上腕骨外側上顆に疼痛が出た場合を陽性とする。

① **トムゼンテスト（Thomsen Test）** 患者に肘関節を伸展させ、前腕回内位で拳をつくらせる。検者は、一方の手で患者の肘関節を上腕骨外側上顆に触れながら保持し、他方の手で患者の拳を上から手掌で握る。患者に手関節を伸展させ、検者はこれに抵抗するように力を加える。これにより、上腕骨外側上顆に疼痛が出た場合を陽性とする（**写真54**）。なお、**コーゼンテスト（Cozen's Test）** では、患者の肘関節を屈曲して行う。

② **中指伸展テスト** 患者に肘関節を伸展させ、前腕回内位で指を伸展させる。検者は、一方の手で患者の肘関節を上腕骨外側上顆に触れながら保持し、他方の手で患者の中指を背側の上から指で押さえる。患者に中指の中手指節関節を伸展させ、検者はこれに抵抗するように力を加える。これにより、上腕骨外側上顆に疼痛が出た場合を陽性とする（**写真55**）。

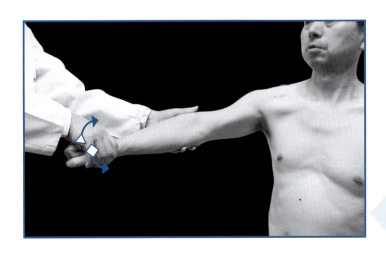

写真54
トムゼンテスト

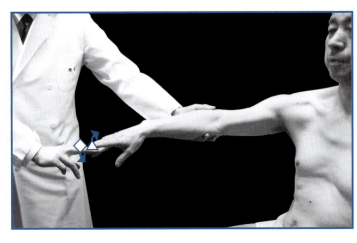

写真55
中指伸展テスト

治療法

(1) マッサージ・指圧法

① 肘関節周囲のマッサージ・指圧を行う。肘関節・前腕の外側および橈側の圧痛・硬結部に行っていくが、炎症などがある場合は強く行わない。

② 肘関節のマッサージを行う。

・前腕中央から上腕中央まで、前内側・外側（**写真56**）、後内側・外側（**写真57**）を肘関節を通るように手掌揉捏を行う。

・肘窩から内側・外側への母指強擦（**写真58**）、肘頭両側上方へ向かう母指強擦（**写真59**）、上腕二頭筋腱（**図7**、**写真60**）、上腕三頭筋腱の二指揉捏（**図8**、**写真61**）を行う。

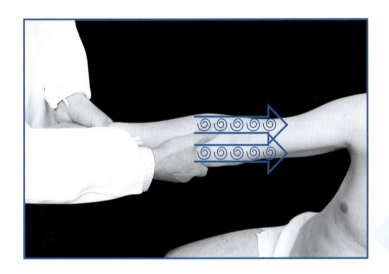

写真56
肘関節の前内側・外側の手掌揉捏

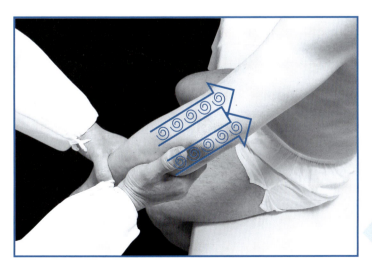

写真57
肘関節の後内側・外側の手掌揉捏

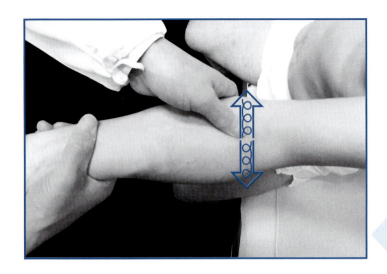

写真58
肘窩の母指強擦

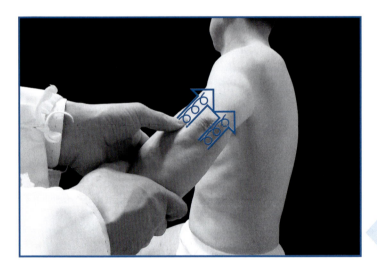

写真59
肘頭両側の母指強擦

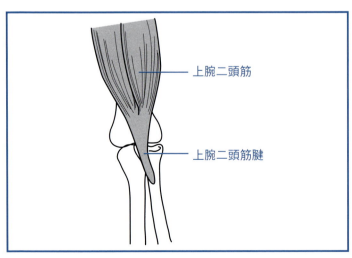

図7
上腕二頭筋腱

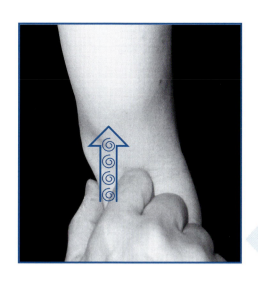

写真60
上腕二頭筋腱の二指揉捏

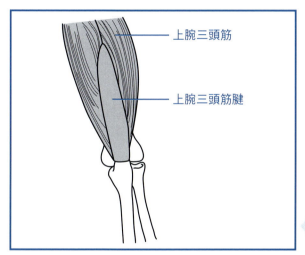

図8
上腕三頭筋腱

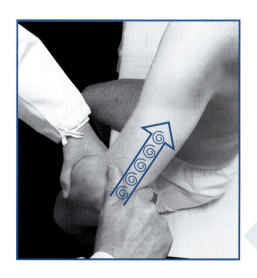

写真61
上腕三頭筋腱の二指揉捏

2 上腕骨外側上顆炎

③　前腕部の指圧を行う。前腕前側、前腕後側の母指圧迫を行う（「肩凝りのマッサージ・指圧法」[p.114、117] を参照）。特に、前腕外側の短橈側手根伸筋、長橈側手根伸筋（**図9**、**写真62**）の肘関節寄りの部位を十分に母指圧迫する。

④　肩上部、肩背部の圧痛、筋緊張がある場合は、肩上部、肩背、肩甲間部にも指圧を行う（「肩凝りのマッサージ・指圧法」[p.111～113] を参照）。

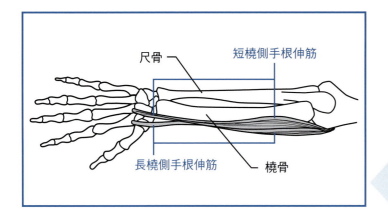

図9
短橈側手根伸筋、長橈側手根伸筋 ［右前腕後側］

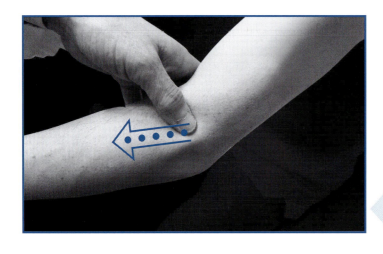

写真62
前腕外側の肘関節寄りの部位の指圧

（2）モビライゼーション

①　肘関節のモビライゼーションを行う。前腕骨の長軸方向（**写真63**）、上腕骨の長軸方向（**写真64**）、橈骨の前側・後側方向（**写真65**）の関節の遊びを確認する。橈骨の前側・後側方向の操作で痛みが出る場合は間接法を行う。前腕の回内屈曲方向［間接法］（**写真66**）、橈骨の前側・後側方向［間接法］（**写真67**）の操作を行う。それぞれの関節の遊びがない場合は、遊びをつける。

②　肩上部、肩背部の圧痛、筋緊張がある場合は、頸椎、胸椎のモビライゼーションも行う（「肩凝りのモビライゼーション」[p.118～120] を参照）。

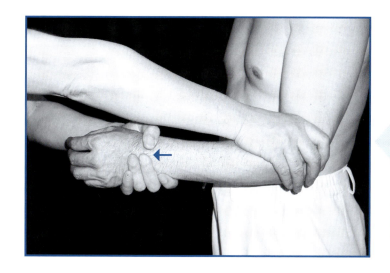

**写真63
前腕骨の長軸方向**

患者の肘を90°に屈曲し、前腕は中間位にする。検者は外側手で患者の上腕骨遠位端を固定し、内側手で前腕骨を長軸方向に牽引して関節の遊びを確認する。

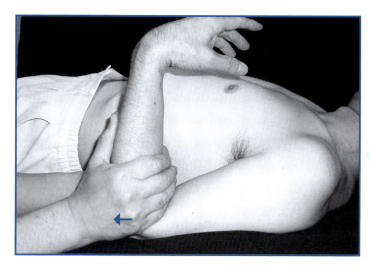

**写真64
上腕骨の長軸方向**

患者の肘関節を回外位にして90°屈曲する。検者は患者の前腕近位部を両手掌で握り、上腕骨の長軸方向に牽引して関節の遊びを確認する。

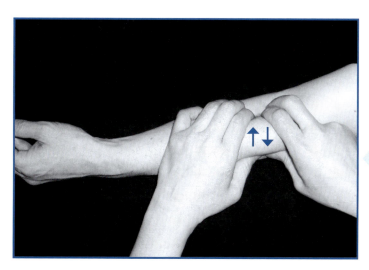

**写真65
橈骨の前側・後側方向**

検者は患者の橈骨の外側に両母指、内側に両第2、3指を当てる。橈骨近位部を前側・後側方向に動かし、関節の遊びを確認する

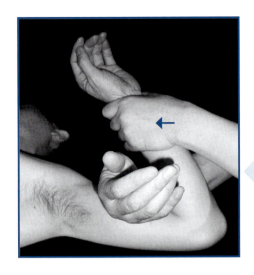

写真66
前腕の回内屈曲方向［間接法］

検者は患者の前腕を回内位にし、手関節寄りをつかむ。検者は前腕を患者の腕橈関節の間に挟み、患者の肘関節を屈曲する。検者の前腕に圧がかかるところで止める。

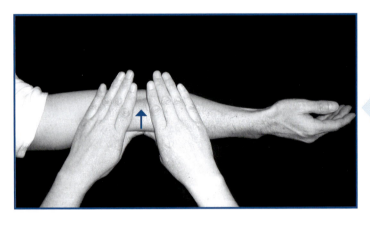

写真67
橈骨の前側・後側方向
［間接法］

検査法は、直接法とほぼ同じである。関節の遊びが大きく動く方に弱い力で操作をする。写真は、前側方向の操作を示す。

（3）運動法

　手関節の伸筋群のアイソメトリックス（等尺性収縮運動）およびストレッチを指導する。これらは、安静時に肘関節外側の痛みが消失してから行う。運動を行っている最中に強い痛みが出たり、24時間以上疼痛が続く場合は中止する。

① **伸筋群のアイソメトリックス**　患者は、患側の前腕を回内・回外中間位にして手関節を伸展し、健側の手でその手関節を屈曲して手関節の伸筋群の等尺性収縮を行う。初めは、肘関節90°屈曲位での伸筋群のアイソメトリックスから行い（**写真68**）、十分にできるようになったら肘関節を伸展して行う（**写真69**）。

　1回のアイソメトリックスを8〜10秒間、8〜12回、週3〜5回行う。

② **伸筋群のストレッチ**　患者は、患側の肘関節を伸展し、前腕を回内位にする。患側の手関節を健側の手で少し尺屈位にし、そのままの肢位で手関節を屈曲させて手関節の伸筋群のストレッチをする（**写真70**）。

　1回のストレッチを15〜30秒間、2〜5回、週2〜5回行う。

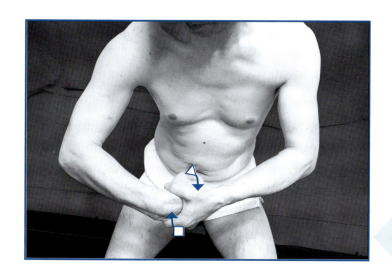

写真68
肘関節90°屈曲位での伸筋群のアイソメトリックス

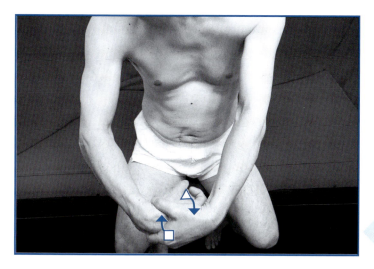

写真69
肘関節伸展位での伸筋群のアイソメトリックス

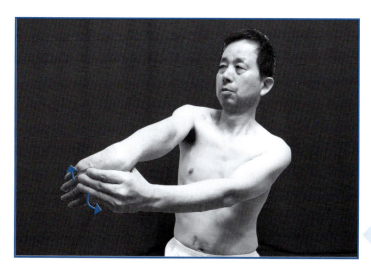

写真70
伸筋群のストレッチ

3 上腕骨内側上顆炎

　肘関節から手関節や手指を通る尺側手根屈筋、橈側手根屈筋、長掌筋、円回内筋などの屈筋群や回内筋群は上腕骨内側上顆から起始している。屈筋群や回内筋群を動かしすぎると、これらの筋群の起始や腱に小さな断裂ができ、運動時痛や自発痛が起こる。これらは、最初に円回内筋、橈側手根屈筋（**図10**）などに起きやすい。

　テニスのフォアハンド、熟練者のゴルフや野球などにより発症しやすいため、「フォアハンドテニス肘」「ゴルフ肘」「野球肘」などともいわれる。

　上腕骨内側上顆炎は、上腕骨外側上顆炎より発症頻度が少ないとされている。それは、伸筋群よりも屈筋群の方がストレスに強いと考えられているためである。

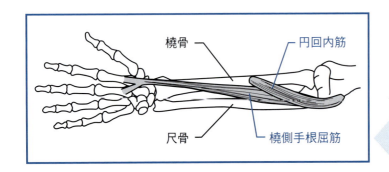

図10
円回内筋、橈側手根屈筋
[右前腕前側]

症状

　前腕回外位で物を持ち上げる、手に力を入れたりするなどの動きにより、肘関節の尺側に強い疼痛（**図11**）が起きることが主な症状である。

　ゴルファーズエルボーテスト、逆トムゼンテスト、逆コーゼンテストを行ったときに、上腕骨内側上顆に疼痛が出た場合を陽性とする。

① ゴルファーズエルボーテスト（Golfer's Elbow Test）

・患者に肘関節を伸展させ、前腕回外位にさせる。検者は、一方の手で患者の上腕骨内側上顆を触れながら肘関節を保持し、他方の手で患者の手掌を上から握り、手関節を伸展する（**写真71－1**）。この時点で上腕骨内側上顆に痛みが出た場合を陽性とする。

・上の方法で痛みが出なかったら、患者に手関節を屈曲させ、検者はこれに抵抗するように力を加える（**写真71－2**）。これにより、上腕骨内側上顆に疼痛が出た場合を陽性とする。

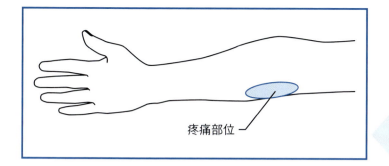

図11
上腕骨内側上顆炎の疼痛部位

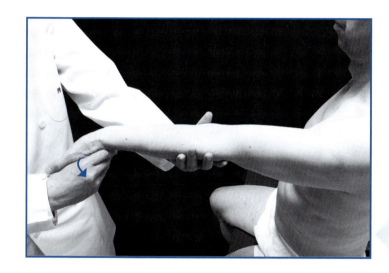

写真71-1
ゴルファーズエルボーテスト①[手関節伸展]

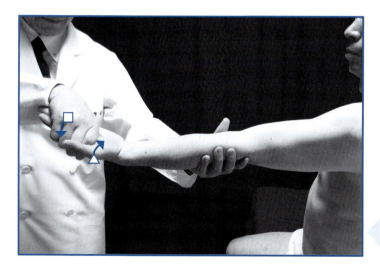

写真71-2
ゴルファーズエルボーテスト②[手関節屈曲]

3 上腕骨内側上顆炎

② 逆トムゼンテスト（Thomsen Test）　患者に肘関節を伸展させ、前腕回外位で拳をつくらせる。検者は、一方の手で患者の肘関節を上腕骨内側上顆に触れながら保持し、他方の手で患者の拳を上から手掌で握るようにする。患者に手関節を屈曲させ、検者はこれに抵抗するように力を加える。これにより、上腕骨内側上顆に疼痛が出た場合を陽性とする（**写真72**）。

なお、**逆コーゼンテスト（Cozen's Test）** では、患者の肘関節を屈曲して行う。

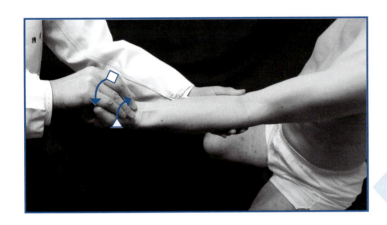

写真72
逆トムゼンテスト

治療法

（1）マッサージ・指圧法

① 肘関節周囲のマッサージ・指圧を行う。肘関節・前腕の内側および尺側の圧痛・硬結部に行っていくが、炎症などがある場合は強く行わない。

② 肘関節のマッサージを行う（「上腕骨外側上顆炎のマッサージ・指圧法」[p.43〜45]を参照）。

③ 前腕部の指圧を行う。前腕前側・後側の母指圧迫を行う（「肩凝りのマッサージ・指圧法」[p.114、117]を参照）。特に、前腕内側の尺側手根屈筋、橈側手根屈筋、長掌筋、円回内筋（**図12**、**写真73**）などの肘関節寄りの部位を十分に母指圧迫する。

④ 肩上部、肩背部の圧痛、筋緊張がある場合は、肩上部、肩背、肩甲間部にも指圧を行う（「肩凝りのマッサージ・指圧法」[p.111〜113]を参照）。

（2）モビライゼーション

① 肘関節のモビライゼーションを行う。前腕骨の長軸方向、上腕骨の長軸方向（「上腕骨外側上顆炎のモビライゼーション」[p.46、47]を参照）、内側・外側方向（**写真74**）の関節の遊びを確認する。間接法としては、前腕の回外屈曲方向（**写真75**）、内側・外側方向[間接法]（**写真76**）の操作を行う。それぞれの関節の遊

びがない場合は、遊びをつける。
② 肩上部、肩背部の圧痛、筋緊張がある場合は、頸椎、胸椎のモビライゼーションも行う（「肩凝りのモビライゼーション」[p.118〜120] を参照）。

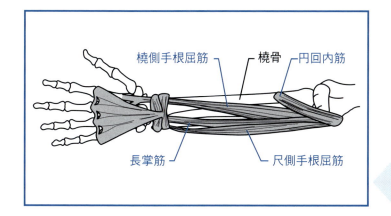

図12
尺側手根屈筋、橈側手根屈筋、長掌筋、円回内筋

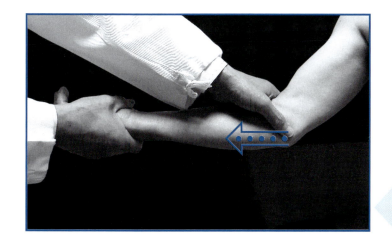

写真73
前腕内側の肘関節寄りの部位の指圧

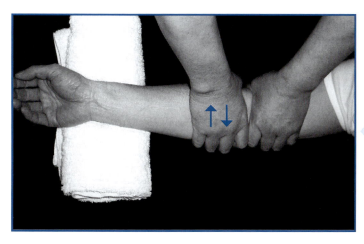

写真74
肘関節の内側・外側方向

患者の肘関節をやや屈曲させる。検者は患者の上腕を固定し、前腕を内側・外側方向に動かし、関節の遊びを確認する。

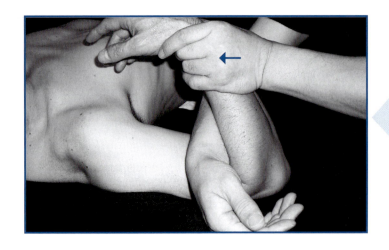

写真75
前腕の回外屈曲方向
[間接法]

患者の前腕を回外位にし、手関節寄りをつかみ、検者は前腕を患者の腕尺関節の間に挟み、患者の肘関節を屈曲する。検者の前腕に圧がかかるところで止める。

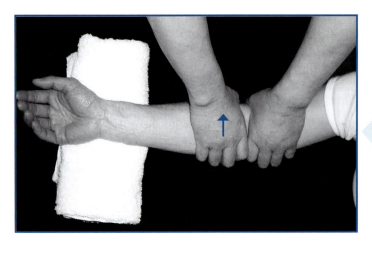

写真76
肘関節の内側・外側方向
[間接法]

検査法は、直接法とほぼ同じである。関節の遊びが大きく動く方に弱い力で操作をする。写真は、外側方向の操作を示す。

（3）運動法

　手関節の屈筋群のアイソメトリックス（等尺性収縮運動）およびストレッチを指導する。これらは、安静時に肘関節内側の痛みが消失してから行う。運動を行っている最中に強い痛みが出たり、24時間以上疼痛が続く場合は中止する。

① **屈筋群のアイソメトリックス**　患者は、患側の前腕を回内位にして手関節を屈曲し、健側の手でその手関節を伸展して手関節の屈筋群の等尺性収縮を行う。初めは、肘関節90°屈曲位での屈筋群のアイソメトリックスから行い（**写真77**）、十分にできるようになったら肘関節を伸展して行う（**写真78**）。

　1回のアイソメトリックスを8～10秒間、8～12回、週3～5回行う。

② **屈筋群のストレッチ**　患者は、上肢を外旋し、肘関節を伸展位にする。手関節の屈筋群と回内筋のストレッチをする。患者は、健側の手で患側の手関節を伸展させると同時に患者の前腕を回外する（**写真79**）。

　1回のストレッチを15～30秒間、2～5回、週2～5回行う。

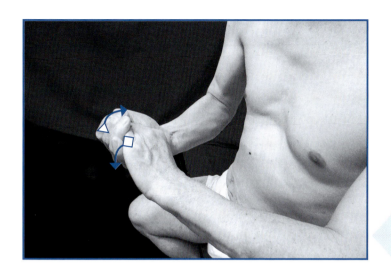

写真77
肘関節90°屈曲位での屈筋群のアイソメトリックス

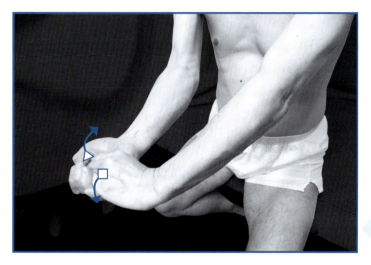

写真78
肘関節伸展位での屈筋群のアイソメトリックス

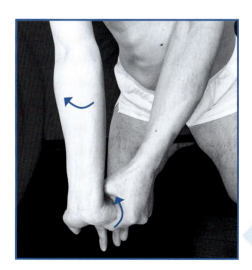

写真79
屈筋群のストレッチ

4 手根管症候群

　手根管症候群は突発性に起こるものが多く、これは原因不明である。40～50歳代の中年以降の女性に好発し、両側性に発症する場合もある。ただし、妊娠や出産による（全身性）浮腫などがみられる場合は、若年層にも発症する。これも原因不明で、女性ホルモンの乱れから生じるものと考えられている。

　手根管症候群は、手根管内の正中神経が圧迫されることによる絞扼性神経障害である。屈筋腱の腱鞘炎、手の使いすぎ、橈骨および手根骨の骨折後の変形、打撲、**ガングリオン**などによって起こる。

　① **ガングリオン（ganglion）**　米粒大からピンポン玉くらいの大きさの丸い弾性の腫瘤であり、若い女性に多くみられる。手関節の背側にできる場合が多いが、母指の手根中手関節付近の掌側、バネ指の中手指節関節の掌側にもできることがある。ガングリオンの袋の内部にはゼリー状の物質があり、これは滑液が濃縮したものといわれている。この袋は手関節の関節包、バネ指などの場合は滑膜性腱鞘につながっている。通常、症状はないが、圧痛を伴うこともある。神経の近くにできると、神経を圧迫するため、疼痛やしびれが起こる。

症状

　橈側の指のしびれや疼痛が発生し、まれに母指に脱力が起こる。特に、夜間や明け方にしびれや痛みの症状が強くなることが多い。

　母指球筋群の筋力低下や麻痺により、母指外転障害などの症状が出現し、**チネルサイン、ファーレンテスト**などが陽性となる。重症のものは、高度な母指球筋（短母指外転筋、短母指屈筋、母指対立筋）の萎縮がみられる（**図13**）。**母指と示指の対立運動**がうまくできなくなり、物をつまむことが困難になってくる。

　① **チネルサイン（Tinel Sign）**　検者は患者の手関節掌側を打腱器などで軽く叩く（**写真80**）。母指、第2指、第3指の指尖に疼痛が放散する場合を陽性とする。

　② **ファーレンテスト（Phalen Test）**　手関節屈曲テストともいわれる。患者は両手背を合わせ、手関節を90°くらい屈曲し、互いに押すようにする（**写真81**）。このとき、指尖部へのしびれが出るかどうかを確認する。1分以内にしびれが出現する場合を陽性とする。

　③ **母指と示指の対立運動**　母指の指尖と示指の指尖をつけて○をつくる運動である。この運動で母指と示指で物をつまむことができる。

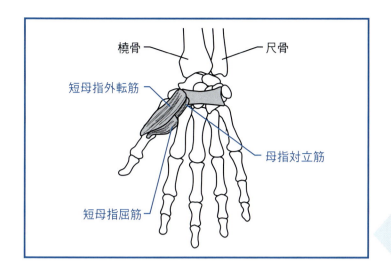

図13
短母指外転筋、短母指屈筋、母指対立筋［右手掌側］

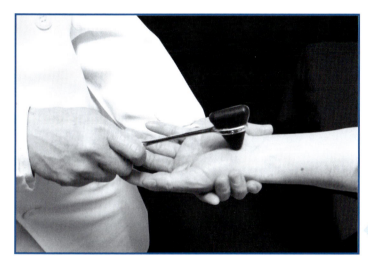

写真80
チネルサイン

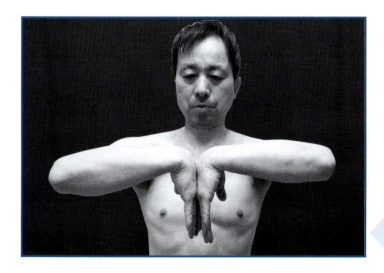

写真81
ファーレンテスト

治療法

（1）マッサージ・指圧法

軽症、中等度の場合に行う。

① 前腕部の指圧を行う。
・前腕前側、前腕後側の母指圧迫を行う（「肩凝りのマッサージ・指圧法」[p.114、117] を参照）。

② 手関節、手根骨の周囲のマッサージ・指圧を行う。
・手掌中央内側・外側から前腕前側中央内側・外側（**写真82**）、手背中央内側・外側から前腕後側中央内側・外側（**写真83**）まで手関節全体の手掌把握揉捏を行う。
・関節縁に沿う母指強擦（**写真84－1**、**写真84－2**）を行う。
・手関節の手掌側を通過する橈側手根屈筋腱、長掌筋腱、浅指屈筋腱、尺側手根屈筋腱（**図14**、**写真85**）に母指揉捏を行う。
・手関節の手背側を通過する長母指伸筋腱、指伸筋腱、小指伸筋腱、尺側手根伸筋腱（**図15**、**写真86**）に母指揉捏を行う。

③ 手部のマッサージ・指圧を行う。
・手掌の母指球、第2、3中手骨付近（**写真87**）、手背の第1、2中手骨骨間、第2、3中手骨骨間、第3、4中手骨骨間（**写真88**）に軽い母指圧迫を行う。
・母指、第2指、第3指に軽い二指圧迫（**写真89**）、軽い二指揉捏（**写真90**）を行う。

④ 軽い圧迫、軽い揉捏を行っているところは、しびれや筋力低下などが起こる可能性がある部分であり、それ以外には通常の強さで揉捏、圧迫、強擦を行う。

⑤ 肩上部、肩背部に筋緊張、圧痛、硬結などがある場合は、肩上部、肩背、肩甲間部の母指圧迫も行う（「肩凝りのマッサージ・指圧法」[p.111～113] を参照）。

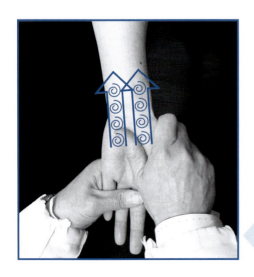

写真82
手関節前側内側・外側の手掌把握揉捏

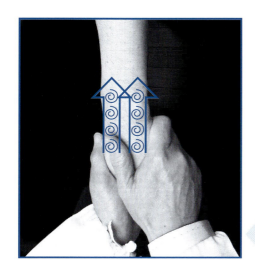

写真83
手関節後側内側・外側の手掌把握揉捏

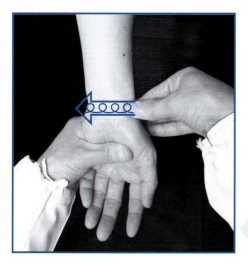

写真84-1
手関節の手掌側の母指強擦

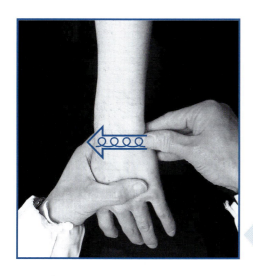

写真84-2
手関節の手背側の母指強擦

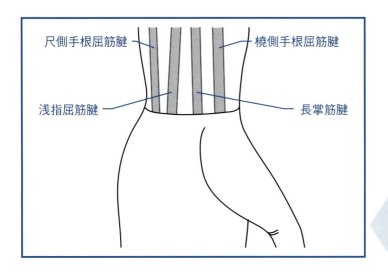

図14
橈側手根屈筋腱、長掌筋腱、浅指屈筋腱、尺側手根屈筋腱［左手関節前側］

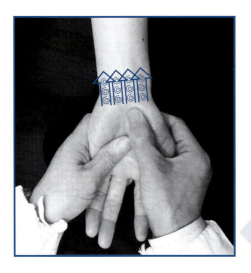

写真85
手関節の手掌側を通過する腱の母指揉捏

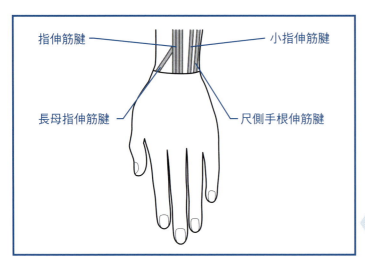

図15
長母指伸筋腱、指伸筋腱、小指伸筋腱、尺側手根伸筋腱［左手関節後側］

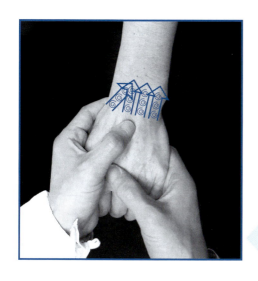

写真86
手関節の手背側を通過する腱の母指揉捏

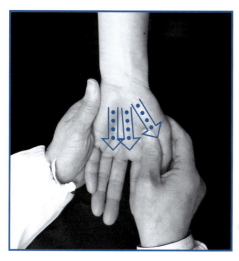

写真87
手掌の母指圧迫

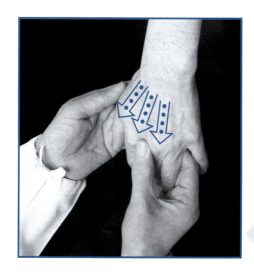

写真88
手背の母指圧迫

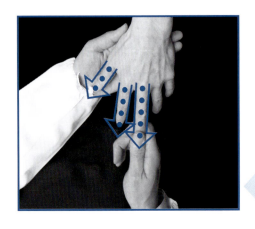

写真89
母指、第2指、第3指の二指圧迫

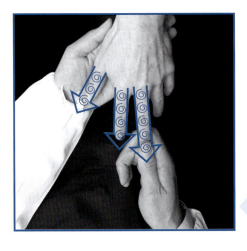

写真90
母指、第2指、第3指の二指揉捏

（2）モビライゼーション

① 手関節、手根骨のモビライゼーションを行う。
- 橈骨手根関節の長軸方向（**写真91**）、前側・後側方向（**写真92**）、橈側・尺側方向（**写真93**）、手根中央関節の長軸方向（**写真94**）、前側・後側方向（**写真95**）、橈側・尺側方向（**写真96**）、有鈎骨、有頭骨、小菱形骨、大菱形骨、三角骨、月状骨、舟状骨の手根骨の前側・後側方向（**写真97－1**、**写真97－2**［写真では三角骨、月状骨を示す］）の関節の遊びを確認する。それぞれの関節の遊びがない場合は、遊びをつける。
- 手根骨の直接法モビライゼーションを行うことにより、正中神経を刺激することもある。直接法より間接法の方がよい場合もある（**写真98**［写真では月状骨を示す］）。

② 肘関節に可動制限や疼痛がある場合は、肘関節のモビライゼーションも行う（「上腕骨外側上顆炎」［p.46～48］「上腕骨内側上顆炎」［p.52～54］のモビライゼーションを参照）。

③　肩上部、肩背部に筋緊張、圧痛、硬結などがある場合は、頸椎、胸椎のモビライゼーションも行う（「肩凝りのモビライゼーション」[p.118～120]を参照）。

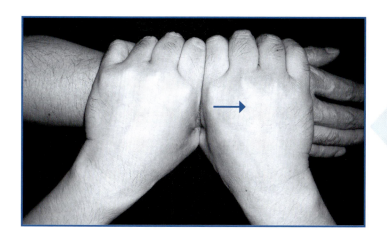

写真91
橈骨手根関節の長軸方向

検者は、一方の手で患者の橈骨、尺骨茎状突起を固定し、他方の手で近位手根骨をつかみ、長軸方向に牽引して関節の遊びを確認する。

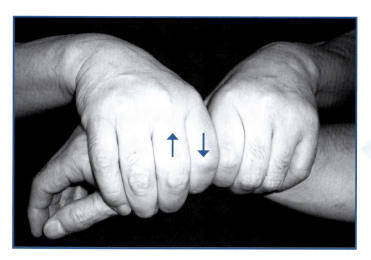

写真92
橈骨手根関節の前側・後側方向

検者は、一方の手で患者の橈骨、尺骨茎状突起を固定し、他方の手で近位手根骨をつかみ、手掌側・手背側方向の関節の遊びを確認する。

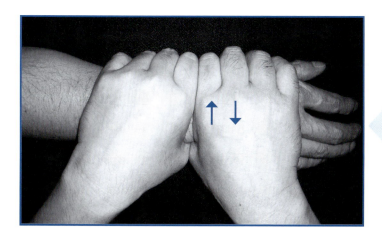

写真93
橈骨手根関節の橈側・尺側方向

検者は、一方の手で患者の橈骨、尺骨茎状突起を固定し、他方の手で近位手根骨をつかみ、橈側・尺側方向の関節の遊びを確認する。

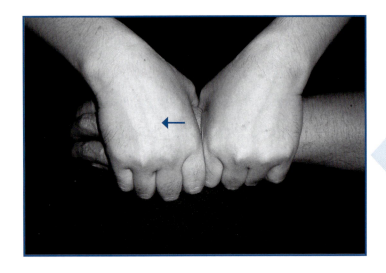

写真94
手根中央関節の長軸方向

検者は、一方の手で患者の手根骨近位列を固定し、他方の手で手根骨遠位列をつかみ、長軸方向に牽引して関節の遊びを確認する。

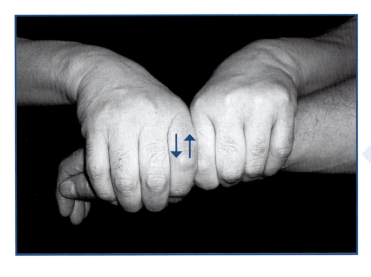

写真95
手根中央関節の前側・後側方向

検者は、一方の手で患者の手根骨近位列を固定し、他方の手で手根骨遠位列をつかみ、手掌側・手背側方向の関節の遊びを確認する。

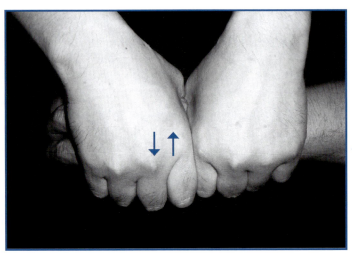

写真96
手根中央関節の橈側・尺側方向

検者は、一方の手で患者の手根骨近位列を固定し、他方の手で手根骨遠位列をつかみ、橈側・尺側方向の関節の遊びを確認する。

Ⅱ 疾患編

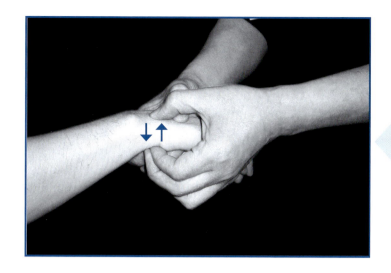

写真97-1
三角骨の前側・後側方向

検者は、一方の手の母指、第2、3指で患者の有鈎骨を固定し、他方の手の母指、第2、3指で三角骨をつかみ、手掌側・手背側方向の関節の遊びを確認する。

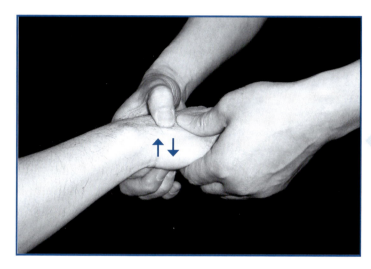

写真97-2
月状骨の前側・後側方向

検者は、一方の手の母指、第2、3指で患者の有頭骨を固定し、他方の手の母指、第2、3指で月状骨をつかみ、手掌側・手背側方向の関節の遊びを確認する。

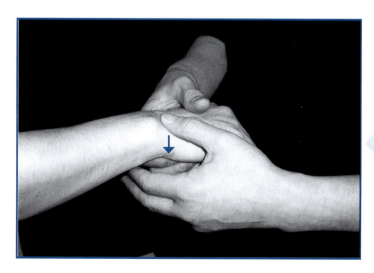

写真98
月状骨の前側・後側方向
[間接法]

検査法は、直接法とほぼ同じである。手掌側・手背側方向に軽く動かして動きを確認し、関節の遊びが大きく動く方に操作する。写真では、前側方向の操作を示す。

4 手根管症候群

5 腱鞘炎

　腱鞘炎は、手指および手関節を動かす作業を繰り返し行うことにより、腱や腱鞘などに炎症が起こって発症する。

　妊娠時や産後、更年期の女性に多くみられるが、これは女性ホルモンのバランスの変化によるものと考えられている。

　関節リウマチと細菌による**化膿性腱鞘炎**を鑑別する。

① **関節リウマチ**　関節リウマチは、朝のこわばりが左右対称に起こる場合が多く、近位指節間関節（PIP関節）では紡錘状の腫脹をきたす。

② **化膿性腱鞘炎**　起炎菌は黄色ブドウ球菌が多いが、レンサ球菌などによることもある。指の怪我などによって起こる。指のびまん性腫脹、指関節の軽度屈曲拘縮、指の伸展時の激痛、腱鞘に沿っての圧痛をきたすカナベル徴候（Kanavel sign）が出現する。

　本書では、**狭窄性腱鞘炎（ドゥケルヴァン病）**、**屈筋腱腱鞘炎**について解説する。

5-1 狭窄性腱鞘炎（ドゥケルヴァン病）

　母指には、尺骨から起始する長母指外転筋、橈骨から起始する短母指伸筋（**図16**）がある。狭窄性腱鞘炎（ドゥケルヴァン病 de Quervain）は、母指の使いすぎや過労などにより、これらの腱に炎症が起こった状態をいう。

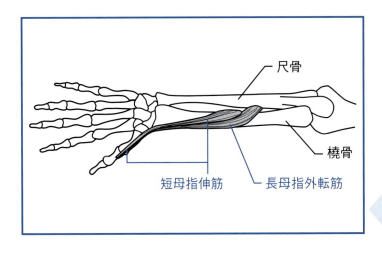

図16
長母指外転筋、短母指伸筋
［右前腕後側］

症状

第1中指骨底付近から手関節橈側、橈骨茎状突起にかけて疼痛や圧痛が出現する（**図17**）。腫脹がみられることもある。

狭窄性腱鞘炎では、**フィンケルシュタインテスト**が陽性となる。

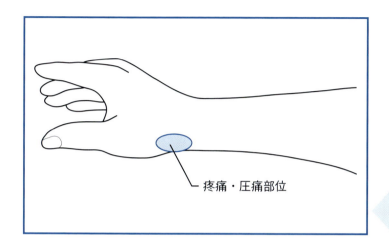

図17
狭窄性腱鞘炎の疼痛・圧痛部位

① **フィンケルシュタインテスト（Finkelstein Test）** 患者に母指を他の四指で握らせ、手関節を尺側に屈曲させる。手関節の橈側に強い疼痛が出た場合を陽性とする（**写真99**）。

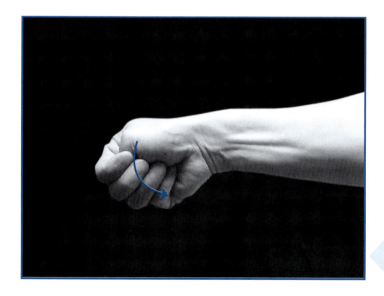

写真99
フィンケルシュタインテスト

治療法

（1）マッサージ・指圧法

① 肘関節の外側、前腕外側および橈側に筋緊張、圧痛、硬結部がある場合は、指圧を行う（「上腕骨外側上顆炎のマッサージ・指圧法」［p.46］「肩凝りのマッサージ・指圧法［p.114、117］を参照）。

② 手関節、手根骨の周囲のマッサージ・指圧を行う。

・第1中指骨底付近から手関節橈側、橈骨茎状突起にかけての圧痛、硬結に行っていくが、炎症などがある場合は、強く行わない。

・手関節、手根骨の周囲のマッサージ・指圧を行う（「手根管症候群のマッサージ・指圧法」［p.58～61］を参照）。

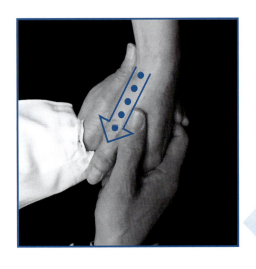

写真100
橈骨茎状突起から手関節橈側、第1中手骨の母指圧迫

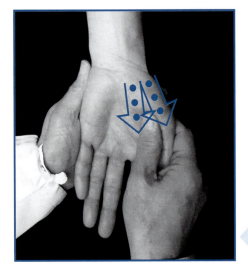

写真101
母指球の母指圧迫

・橈骨茎状突起から手関節橈側、第1中手骨にかけて母指圧迫（**写真100**）、母指球に母指圧迫（**写真101**）、第1中手骨・第2中手骨骨間部（**写真102**）に母指圧迫を行う。

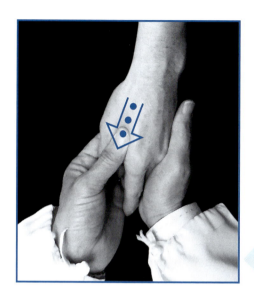

写真102
第1中手骨、第2中手骨骨間部の母指圧迫

（2）モビライゼーション

① 手関節、手根中央関節のモビライゼーションを行う（「手根管症候群のモビライゼーション」［p.62〜65］を参照）。特に、舟状骨の前側・後側方向（**写真103**）、大菱形骨の前側・後側方向（**写真104**）、大菱中手関節の長軸方向（**写真105**）、前側・後側方向（**写真106**）、内側・外側方向（**写真107**）の関節の遊びを確認する。それぞれの関節の遊びがない場合、遊びをつける。

② 肘関節痛がある場合は、肘関節のモビライゼーションも行う（「上腕骨外側上顆炎」［p.46〜48］「上腕骨内側上顆炎」［p.52〜54］のモビライゼーションを参照）。

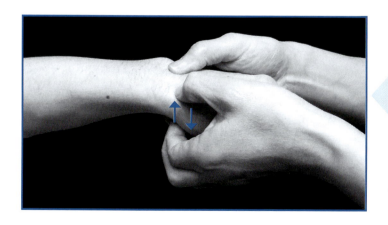

写真103
舟状骨の前側・後側方向

検者は、一方の手の母指、第2、3指で患者の月状骨を固定し、他方の手の母指、第2、3指で舟状骨をつかみ、手掌側・手背側方向の関節の遊びを確認する。

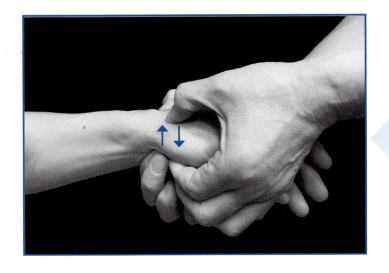

写真104
大菱形骨の前側・後側方向

検者は、一方の手の母指、第2、3指で患者の舟状骨を固定し、他方の手の母指、第2、3指で大菱形骨をつかみ、手掌側・手背側方向の関節の遊びを確認する。

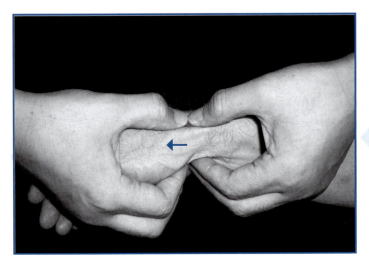

写真105
大菱中手関節の長軸方向

検者は、一方の手の母指、第2、3指で患者の大菱形骨を固定し、他方の手の母指、第2、3指で第1中手骨近位をつかみ、長軸方向に牽引して、関節の遊びを確認する。

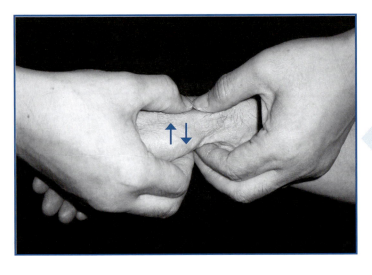

写真106
大菱中手関節の前側・後側方向

検者は、一方の手の母指、第2、3指で患者の大菱形骨を固定し、他方の手の母指、第2、3指で第1中手骨近位をつかみ、手掌側・手背側方向の関節の遊びを確認する。

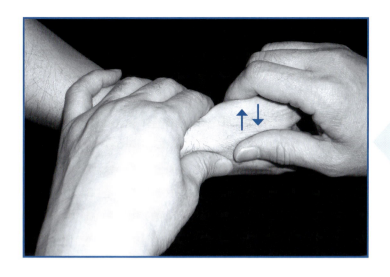

写真107
大菱中手関節の内側・外側方向

検者は、一方の手の母指、第2、3指で患者の大菱形骨を固定し、他方の手の母指、第2、3指で第1中手骨近位をつかみ、内側・外側方向の関節の遊びを確認する。

5-2 屈筋腱腱鞘炎

　屈筋腱腱鞘炎は、中手指節関節（MP関節）に好発し、外傷や過労などにより手指屈筋腱の限局性肥厚または腱鞘の狭小化によって起こる。母指、第3指、第4指に多く発症する。

症状

　中手指節関節（MP関節）に好発するが、近位指節間関節（PIP関節）にも起こることがあり、それらの関節に疼痛が出現する。

　指の自動屈曲時にひっかかるような感じがあり、ある角度で伸展しづらくなる。力を入れると急に伸展し、疼痛が起こる**弾発現象**が出現する。これがいわゆる**バネ指（弾発指）**である。悪化すると、指が屈曲したまま動かない状態になり、他方の手で伸ばさないと戻らなくなる。

　中手指節関節（MP関節）などの手掌側には**小結節**ができる。自動による屈曲・伸展運動により、小結節がわずかに移動するのを触れることができる。

① **指の屈筋腱の構造**　指の屈筋腱は、軟らかい滑膜性腱鞘に包まれている。腱鞘の中には少しではあるが、滑液が入っており、これが腱の動きをよくしている。
　　滑膜性腱鞘の外側には指を動かすときに腱が浮き上がってこないように押しつけている靱帯性腱鞘がある。

② 小結節とバネ指（弾発指） 指の屈曲や伸展によって腱と靭帯性腱鞘の間が擦れると、その刺激により滑膜性腱鞘に炎症が起きる。これにより、腱と滑液性腱鞘が肥厚すると、靭帯性腱鞘を通るときにひっかかり、通過しにくくなる。滑膜性腱鞘はたくし上げられるようにたわみ、そこに滑液がたまる。特に、指を曲げたときに指の関節付近に滑液がたまり、小結節ができる。

指を伸ばそうとすると、小結節が靭帯性腱鞘にひっかかるため、靭帯性腱鞘を通過する際にバネがはじかれるような「バネ指（弾発指）」が起こる。

治療法

（1）マッサージ・指圧法

① 前腕部の指圧を行う（「肩凝りのマッサージ・指圧法」[p.114、117] を参照）。
② 手関節、手根骨のマッサージ・指圧を行う（「手根管症候群のマッサージ・指圧法」[p.58〜61] を参照）。
③ 手部、指の指圧を行う。
・手掌、手背に母指圧迫、疾患部の指、母指、第3指、第4指などに二指圧迫、二指揉捏を行う（「手根管症候群のマッサージ・指圧法」[p.58、61、62] を参照）。
・中手指節関節（MP関節）、近位指節間関節（PIP関節）の手掌側の小結節に母指頭揉捏を行う（**写真108**）。

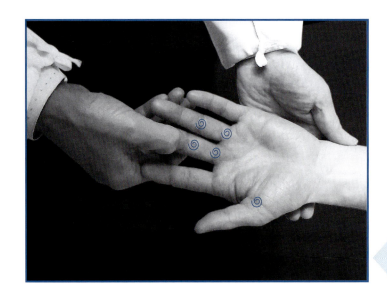

写真108
中手指節関節、近位指節間関節の手掌側の母指頭揉捏

(2) モビライゼーション

① 手関節、手根骨のモビライゼーションを行う(「手根管症候群のモビライゼーション」[p.62～65] を参照)。

② 中手指節関節(MP関節)、近位指節間関節(PIP関節)のモビライゼーションを行う。写真は第3指で示す。

・中手指節関節の長軸方向(**写真109**)、前側・後側方向(**写真110**)、橈側・尺側方向(**写真111**)、橈側・尺側回旋(**写真112**)、近位指節間関節の長軸方向(**写真113**)、前側・後側方向(**写真114**)、橈側・尺側方向(**写真115**)、橈側・尺側回旋(**写真116**)の関節の遊びを確認する。それぞれの関節の遊びがない場合は、遊びをつける。

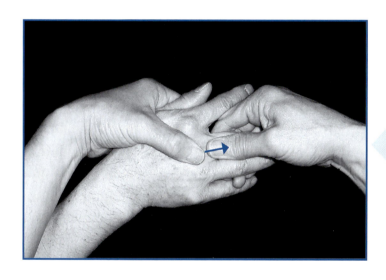

写真109
中手指節関節の長軸方向

検者は、一方の手の母指と第2指で患者の第3中手骨遠位を固定し、他方の手の母指と第2指で患者の第3指の基節骨近位をつかみ、長軸方向の関節の遊びを確認する。

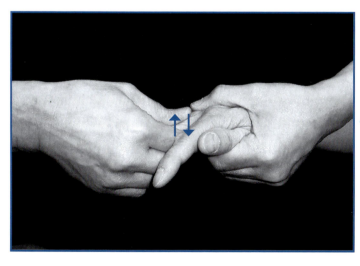

写真110
中手指節関節の前側・後側方向

検者は、一方の手の母指と第2指で患者の第3中手骨遠位を固定し、他方の手の母指と第2指で患者の第3指の基節骨近位をつかみ、手掌側・手背側方向の関節の遊びを確認する。

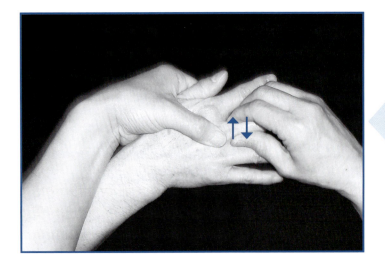

**写真111
中手指節関節の橈側・尺側方向**

検者は、一方の手の母指と第2指で患者の第3中手骨遠位を固定し、他方の手の母指と第2指で患者の第3指の基節骨近位をつかみ、橈側・尺側方向の関節の遊びを確認する。

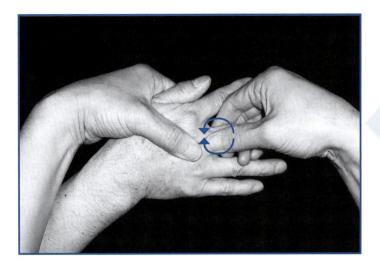

**写真112
中手指節関節の橈側・尺側回旋**

検者は、一方の手の母指と第2指で患者の第3中手骨遠位を固定し、他方の手の母指と第2指で患者の第3指の基節骨近位をつかみ、橈側・尺側回旋の関節の遊びを確認する。

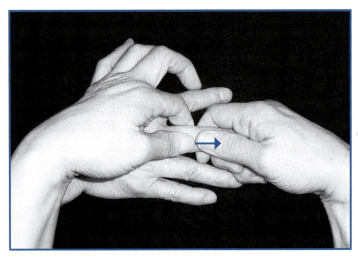

**写真113
近位指節間関節の長軸方向**

検者は、一方の手の母指と第2指で患者の第3指の基節骨遠位を固定し、他方の手の母指と第2指で中節骨近位をつかみ、長軸方向の関節の遊びを確認する。

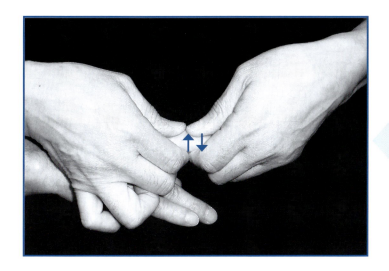

写真114
近位指節間関節の前側・後側方向

検者は、一方の手の母指と第2指で患者の第3指の基節骨遠位を固定し、他方の手の母指と第2指で中節骨近位をつかみ、手掌側・手背側方向の関節の遊びを確認する。

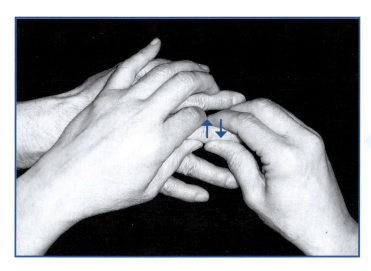

写真115
近位指節間関節の橈側・尺側方向

検者は、一方の手の母指と第2指で患者の第3指の基節骨遠位を固定し、他方の手の母指と第2指で中節骨近位をつかみ、橈側・尺側方向の関節の遊びを確認する。

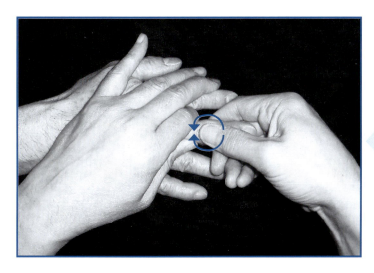

写真116
近位指節間関節の橈側・尺側回旋

検者は、一方の手の母指と第2指で患者の第3指の基節骨遠位を固定し、他方の手の母指と第2指で中節骨近位をつかみ、橈側・尺側回旋の関節の遊びを確認する。

5 腱鞘炎

6 変形性股関節症（股関節症）

　変形性股関節症（股関節症）は、股関節の関節軟骨に消耗性による摩耗や変性が起こり、軟骨下骨の骨硬化、増殖性による骨棘などが生じる。原因がわからない**一次性股関節症**と、何らかの疾患に続発して起こる**二次性股関節症**に分けられる。

① **一次性股関節症**　老化や関節の過度の使用によるものが多い。今後、高齢者が増えてくるので、増加傾向にあるといえる。最近は、軽度の臼蓋形成不全などが含まれている場合もあるといわれており、これに二次性股関節症のものも含まれている。したがって、実際には一次性股関節症は少ないと考えられる。

② **二次性股関節症**　軽度の臼蓋形成不全や股関節亜脱臼がそのまま治療されずに発症したものや、先天性股関節脱臼、外傷などによるものが多い。

症状

　疼痛は、股関節痛が主になるが、背腰部、殿部、大腿部に疼痛が出ることもある。
　最初は、長歩きの後に股関節周囲の股関節外転筋などの疲労によるだるさや運動開始時の痛みとして出現する。その後、進行していくと、持続性の疼痛が出現し、安静時や就寝時などにも疼痛が出る。
　初期には可動域制限はあまりないが、症状が進行すると、内旋・外転・屈曲・伸展などに運動制限が起こる。屈曲拘縮により伸展制限がある場合には、**トーマステスト**が陽性になる。患肢の大腿四頭筋や大殿筋などの萎縮、特に中殿筋（**図18**）の萎縮が出現することがあり、股関節外転筋・屈筋などの関節周囲の筋力低下も認められる。
　歩行時に患側で立つと、外転筋の筋力低下により、骨盤を水平位に保つことができなくなり、**トレンデレンブルグ歩行やデュシェンヌ歩行**を呈する。

① **トーマステスト（Thomas Test）**　健側の膝と大腿を胸まで屈曲すると、患側の大腿や膝が上がる場合を陽性とする（**写真117**）。

② **トレンデレンブルグ歩行（Trendelenburg Gait）、デュシェンヌ歩行（Duchenne Gait）**　患側で立つと、骨盤を水平位に保てなくなるため、健側の骨盤が下がる。そのため、肩を患側に傾け、肩を振るようにして歩く。このとき、骨盤が下がってから患側に体幹を傾ける歩き方をトレンデレンブルグ歩行（**図19−1**）という。また、骨盤が下がる前に骨盤が下がらないように代償運動のように体幹を患側に傾ける歩き方をデュシェンヌ歩行（**図19−2**）という。トレンデレンブルグ徴候（Trendelenburg sign）とデュシェンヌ現象（Duchenne sign）は同時に出現することが多いといわれる。

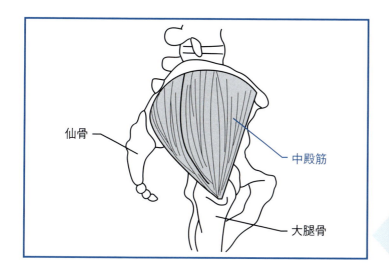

図18
中殿筋

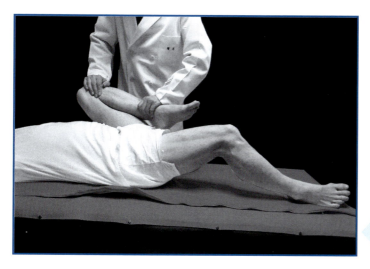

写真117
トーマステスト

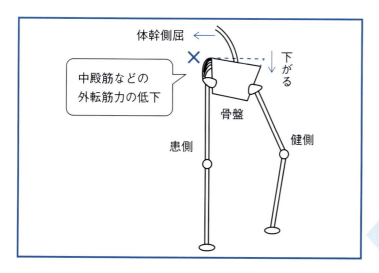

図19-1
トレンデレンブルグ歩行

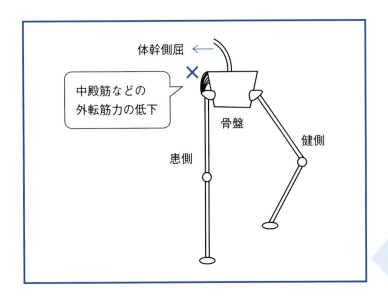

図19−2
デュシェンヌ歩行

治療法

（1）マッサージ・指圧法

① 股関節のマッサージ・指圧を行う。
・患者は仰臥位で、大腿前側、外側中央から上前腸骨棘に向かう手根揉捏（**写真118**）、大腿中央内側から鼠径部に向かう四指揉捏（**写真119**）、恥骨外側から鼠径溝の下際を経て大転子上縁に向かう母指揉捏（**図20**、**写真120**）を行う。
・患者は腹臥位で、大腿後側中央から腸骨稜に向かう手根揉捏（**写真121**）、坐骨結節から大転子に向かう母指揉捏を行う（**図21**、**写真122**）。
・患者は腹臥位で、大転子の後方から大転子の上方を通って上前腸骨棘に向かう大転子周囲の母指揉捏（**図22**、**写真123**）を行う。外旋筋の骨盤転子筋（**図23**）や中殿筋などに施術を行う。
② 殿筋群、大腿筋膜張筋などの外転筋、大腿四頭筋群の筋緊張、硬結などに施術を行う。
・患者は仰臥位で、大腿四頭筋の手根圧迫（**写真124**）、母指圧迫（**写真125**）を行う。
・患者は側臥位で、中殿筋、大腿筋膜張筋（**図24**）の外転筋群への手根圧迫（**写真126**）、母指圧迫（**写真127**）を行う。
③ 背腰部の筋緊張や凝りなどがある場合は、背腰部の母指圧迫も行う（「腰椎椎間板ヘルニアのマッサージ・指圧法」[p.164～166]を参照）。
④ 大腿部、下腿部に筋緊張などがある場合は、下肢の指圧も行う（「腰椎椎間板ヘルニアのマッサージ・指圧法」[p.164、168～170]を参照）。

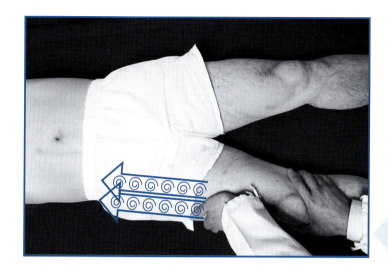

写真118
大腿前側、外側中央から上前腸骨棘までの手根揉捏

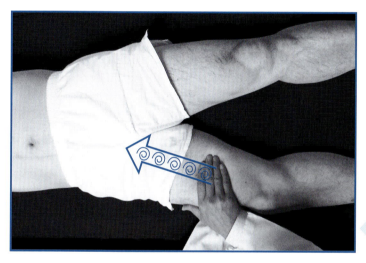

写真119
大腿中央内側から鼠径部までの四指揉捏

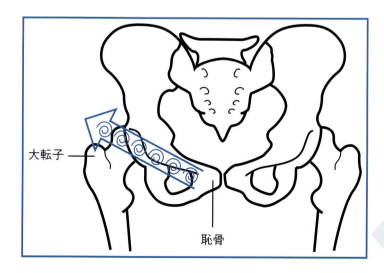

図20
恥骨外側から大転子上縁までの母指揉捏

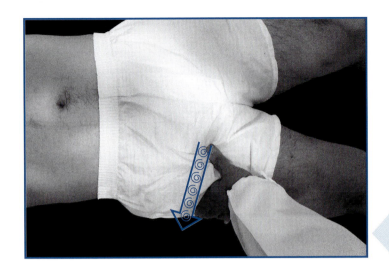

写真120
恥骨外側から大転子上縁までの母指揉捏

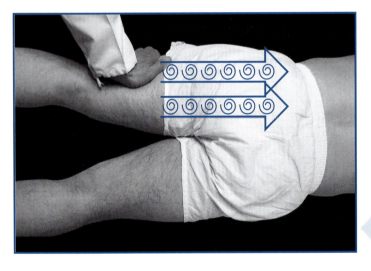

写真121
大腿後側中央から腸骨稜までの手根揉捏

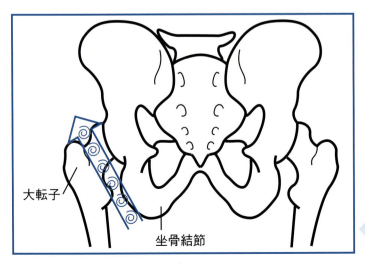

図21
坐骨結節から大転子までの母指揉捏

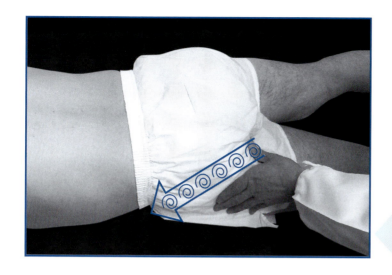

写真122
坐骨結節から大転子までの母指揉捏

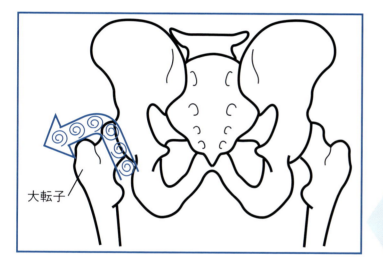

大転子

図22
大転子の後方から上方を通って上前腸骨棘に向かう母指揉捏

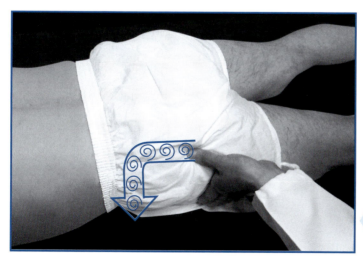

写真123
大転子の後方から上方を通って上前腸骨棘に向かう母指揉捏

6 変形性股関節症（股関節症）

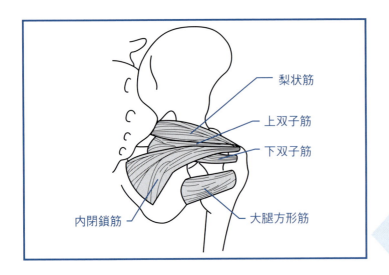

図23
外旋筋の骨盤転子筋

Ⅱ 疾患編

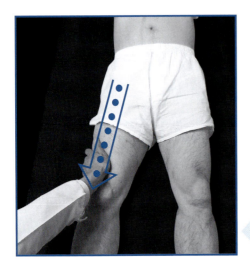

写真124
大腿四頭筋の手根圧迫

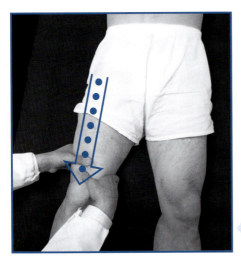

写真125
大腿四頭筋の母指圧迫

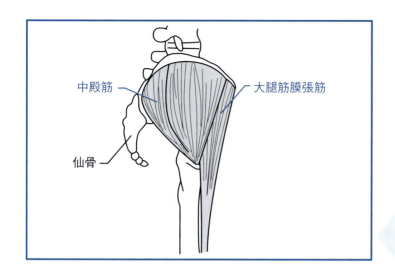

図24
中殿筋、大腿筋膜張筋

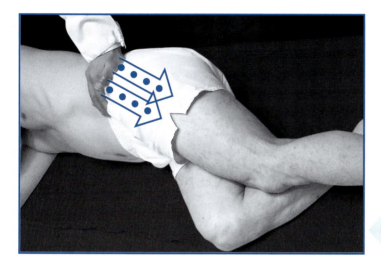

写真126
外転筋群の手根圧迫

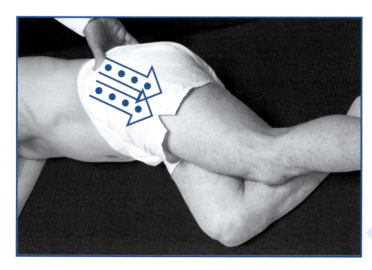

写真127
外転筋群の母指圧迫

（2）モビライゼーション

① 股関節のモビライゼーションを行う。
・股関節の長軸方向（**写真128**）、外側方向（**写真129**）、下側方向（**写真130**）、後側方向（**写真131**）、前側方向（**写真132**）の関節の遊びを確認する。そのとき、健側の関節と比較するとわかりやすい。関節の遊びがない場合は、遊びをつける。

② 操作のとき、疼痛が強く出るときは、間接法の股関節内転法（**写真133**）、股関節外転法（**写真134**）、股関節圧迫法（**写真135**）を行う。

③ 腰痛がある場合は、仙骨・腰椎のモビライゼーションも行う（「腰椎椎間板ヘルニアのモビライゼーション」［p.171、172］を参照）。

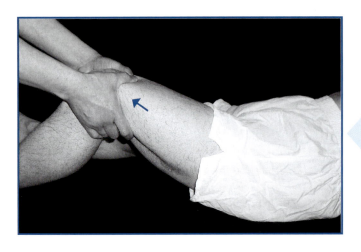

写真128
股関節の長軸方向

検者は、患者の膝関節の上方を両手掌でつかみ、検者の体重を利用しながら長軸方向へ牽引し、関節の遊びを確認する。

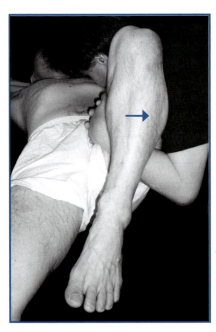

写真129
股関節の外側方向

患者の股関節を90°屈曲し、検者は患者の大腿部近位内側に両手掌で指を組んで持ち、外側への関節の遊びを確認する。

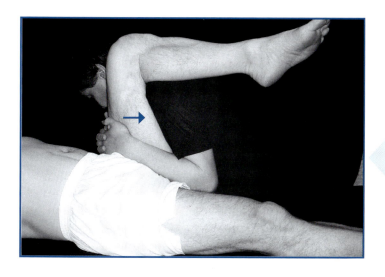

**写真130
股関節の下側方向**

患者の股関節と膝関節を90°屈曲し、検者は患者の大腿部近位前側に両手掌で指を組んで持ち、下側への関節の遊びを確認する。

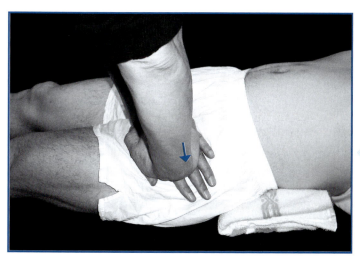

**写真131
股関節の後側方向**

患者の上後腸骨棘の下にタオルなどを置く。検者は、患者の鼠径下部に両手掌を重ねて後方へ操作し、後側への関節の遊びを確認する。

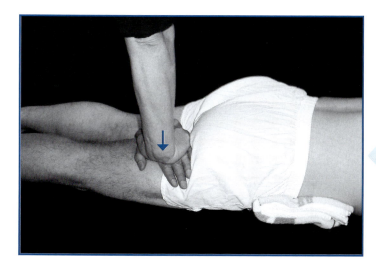

**写真132
股関節の前側方向**

患者の上前腸骨棘の下にタオルなどを置く。検者は、患者の坐骨結節の下部に両手掌を重ねて前方へ操作し、前側への関節の遊びを確認する。

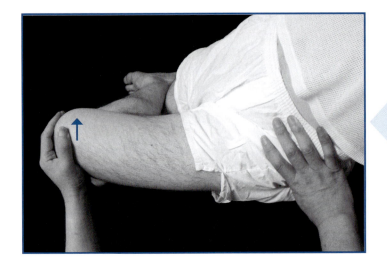

写真133
股関節内転法 [間接法]

患者は操作側の下腿を反対側の大腿に乗せる。検者は一方の手の母指を患側の大転子の前側に当て、他方の手で患者の膝を持ち、患者の股関節を内転する。母指に圧がかかるところで止める。

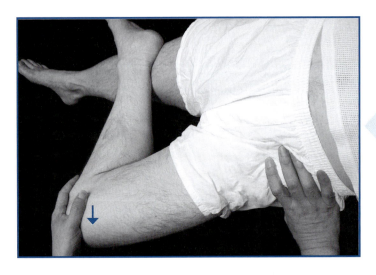

写真134
股関節外転法 [間接法]

患者は操作側の下腿を反対側の大腿に乗せる。検者は一方の手の母指を患側の大転子の後側に当て、他方の手で患者の膝を持ち、患者の股関節を外転する。母指に圧がかかるところで止める。

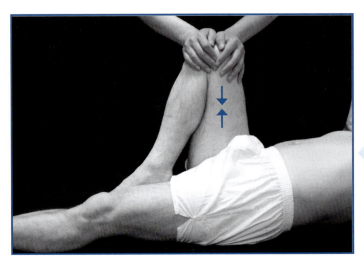

写真135
股関節圧迫法 [間接法]

患者は股関節を90°屈曲し、45°くらい外転する。検者は両手掌で患者の膝頭を持ち、大腿骨を骨盤方向に押して離す方法を数回繰り返す。

（3）運動法

　大腿四頭筋などの屈筋群、中殿筋などの外転筋群の筋力強化運動を適宜選択して指導する。

① 大腿四頭筋などの屈筋群の筋力強化運動

- 膝関節伸展運動…椅子などに腰掛けて坐位となり、訓練する下肢の膝関節を屈曲した状態から完全に伸展させる（**写真136**）。足関節を背屈して行う。これを5〜10秒間、10回、1日2回行う。
- 下肢伸展位での挙上運動…仰臥位となり、訓練する下肢を伸展し、他方の下肢を屈曲する。足関節を背屈しながら、10〜15cmくらい上に上げる（**写真137**）。これを5〜10秒間、10回、1日2回行う。
- 大腿四頭筋のアイソメトリックス…長坐位となり、膝関節を伸展した状態で行う。訓練する下肢の膝関節の下にタオルを巻いた物や枕を置く。膝関節の裏でタオルや枕を押すようにして、大腿四頭筋を収縮させる（**写真138**）。このとき、大腿四頭筋に手を当てて、筋の収縮を確認しながら行うようにする。1回の収縮は7〜10秒間行う。これを10回、1日2回行う。

② 中殿筋などの外転筋群の筋力強化運動

- 下肢伸展位での挙上運動…側臥位となり、下の下肢を曲げ、訓練する上の下肢を伸展して20cmくらい上に上げる（**写真139**）。これを5〜10秒間、10回、1日2回行う。

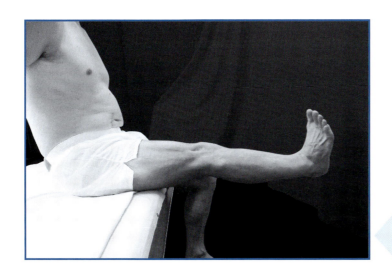

写真136
坐位での膝関節伸展運動

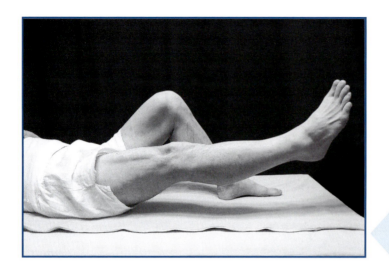
写真137
仰臥位・下肢伸展位での挙上運動

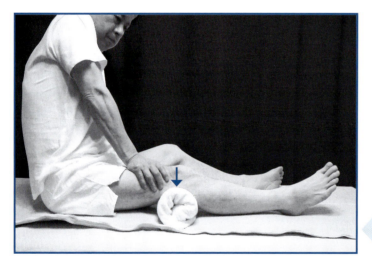
写真138
長坐位での大腿四頭筋のアイソメトリックス

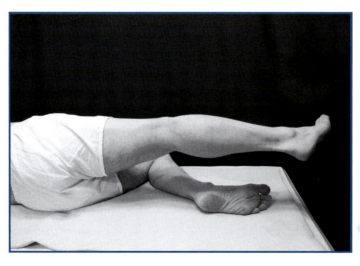
写真139
側臥位・下肢伸展位での挙上運動

Ⅱ　疾患編

7 変形性膝関節症

　変形性膝関節症とは、膝関節の関節軟骨の変形・変性を主とした疾患で、非炎症性である。

　変形性膝関節症は、原因によって**一次性変形性膝関節症**、**二次性変形性膝関節症**に分けられる。

① **一次性変形性膝関節症**　老化に起因するもので、明らかな原因はない。40歳以後に起こり、特に60歳前後の女性に多い。

② **二次性変形性膝関節症**　骨折、脱臼、半月などの外傷、リウマチなどが原因とされる。

症状

　初期の自覚症状は、こわばり感や疲労感を感じる程度である。また、正坐やあぐらを長くした後、立ち上がるときに痛みを感じたり、膝を伸ばしにくく感じたりする。立ち上がるときに起こる痛みは、歩行などにより消失するが、長い歩行や運動により疼痛が再発する。疼痛部位は、膝関節の内側部で好発するが、膝蓋骨の周囲にもみられる。

　その後、階段の昇降時、坂道の上り下りにも疼痛が出現し、さらに進行すると、正坐位および伸展の制限、関節の可動範囲にも制限が出てくる。圧痛は、膝関節内側裂隙およびその周囲に出現する。時に、関節の腫脹や関節内に滲出液の貯留が認められ、これは**膝蓋跳動試験**により確認される。

① **膝蓋跳動試験**　検者は、一方の手の母指と四指を開き、手掌で膝蓋骨上方の大腿部遠位1/3くらいのところから、膝蓋上包に貯留している浸出液を圧迫しながら膝蓋骨上縁まで移動させる。さらに、左右同時に四指と母指で側方から圧を加えると、貯留液が膝蓋骨と大腿骨関節面の間に入り込み、膝蓋骨が浮上する。そのとき、他方の手の第2、3指で下方に圧迫すると、コツコツと音がしたり、衝突する感じが指に伝わる（**写真140**）。

　しかし、浸出液の貯留が少ないときは、同じように大腿部から膝蓋骨上縁まで圧迫・移動しても、膝蓋骨は浮上しない。そのとき、内側から外側または外側から内側へと圧を加えると、少ない浸出液でもその波動が圧迫した反対側で感じることができる（**写真141**）。

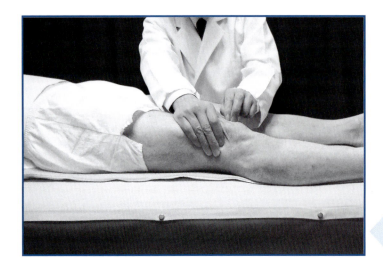

写真140
膝蓋跳動試験

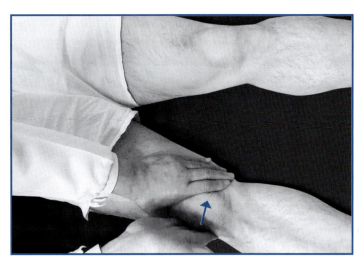

写真141
外側から内側への圧による
反対側への波動

治療法

（1）マッサージ・指圧法

① 膝関節の前側のマッサージを行う。患者は仰臥位で、患者の膝の下に枕またはタオルを置く（**写真142**）。
・前側の外側・内側を下腿中央から大腿中央へ向かう手掌揉捏（**写真143**）を行う。
・膝蓋骨下縁中央から外側を経て膝蓋骨上縁中央へ向かう母指強擦、膝蓋骨下縁中央から内側を経て膝蓋骨上縁中央へ向かう母指強擦（**写真144**）を行う。
・膝蓋骨下縁から外側関節裂隙に沿って母指強擦（**図25**、**写真145**）、膝蓋骨下縁から内側関節裂隙（**写真146**）に沿って母指強擦を行う。

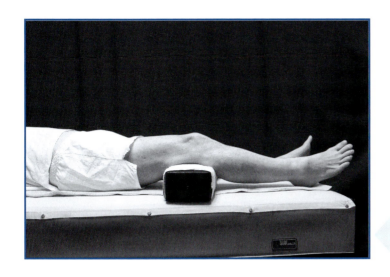

写真142
患者の膝の下に枕またはタオルを置く

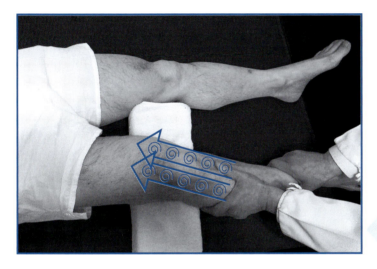

写真143
下腿前側中央から大腿前側中央までの手掌揉捏

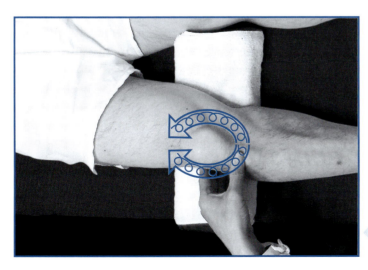

写真144
膝蓋骨下縁中央から膝蓋骨上縁中央までの母指強擦

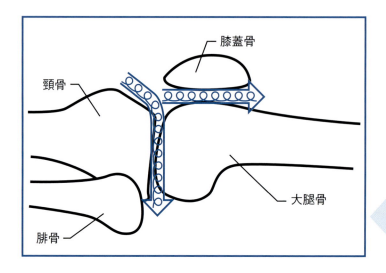

図25
外側膝蓋骨と外側関節裂隙の母指強擦
内側も同様に行う。

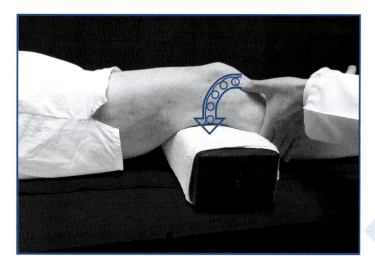

写真145
膝蓋骨下縁から外側関節裂隙に沿う母指強擦

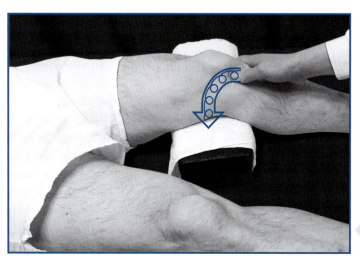

写真146
膝蓋骨下縁から内側関節裂隙に沿う母指強擦

Ⅱ　疾患編

② 膝関節の後側のマッサージを行う。患者は腹臥位で、患者の足関節の前面の下に枕またはタオルを置く（**写真147**）。
・後側の外側・内側を下腿中央から大腿中央に向かう手掌揉捏（**写真148**）を行う。
・膝窩部の内側から外側へ向かう母指揉捏（**写真149**）を行う。
・大腿二頭筋腱、半腱様筋腱、半膜様筋腱（**図26**、**写真150**）に沿って母指揉捏を行う。
③ 背腰部の筋緊張、凝りなどがある場合は、背腰部の母指圧迫も行う（「腰椎椎間板ヘルニアのマッサージ・指圧法」[p.164から166]を参照）。
④ 殿筋群、大腿筋膜張筋などの外転筋の筋緊張、硬結などがある場合は、患者は側臥位で、中殿筋、大腿筋膜張筋の外転筋群への手根圧迫、母指圧迫も行う（「変形性股関節症のマッサージ・指圧法」[p.78、83]を参照）。
⑤ 大腿部、下腿部に筋緊張などがある場合は、下肢の指圧も行う（「腰椎椎間板ヘルニアのマッサージ・指圧法」[p.164、168 ～ 170]を参照）。

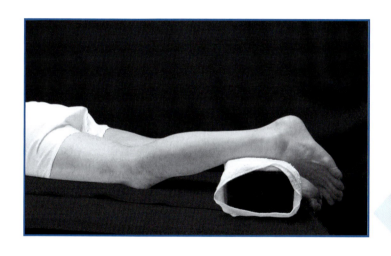

写真147
患者の足関節の前面の下に枕またはタオルを置く

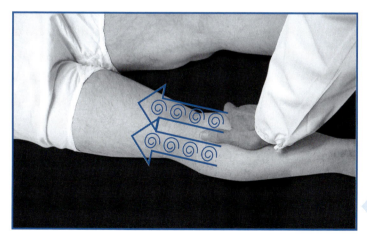

写真148
下腿後側中央から大腿後側中央に向かう手掌揉捏

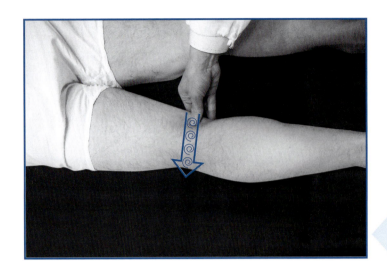

写真149
膝窩部の母指揉捏

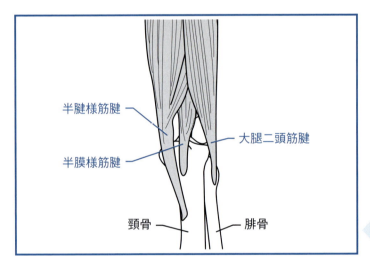

図26
大腿二頭筋腱、半腱様筋腱、半膜様筋腱

（ラベル：半腱様筋腱、半膜様筋腱、大腿二頭筋腱、頸骨、腓骨）

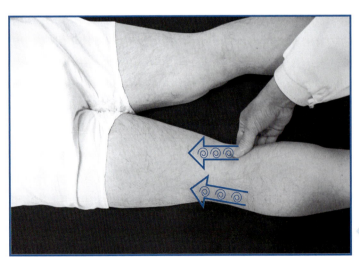

写真150
屈筋腱の母指揉捏

（2）モビライゼーション

① 膝関節のモビライゼーションを行う。
・膝蓋骨の上側・下側方向（**写真151**）、内側・外側方向（**写真152**）、膝関節の長軸方向（**写真153**）、前側・後側方向（**写真154**）、内側・外側方向（**写真155**）、内側・外側回旋（**写真156**）の関節の遊びを確認する。それぞれの関節の遊びがない場合は、遊びをつける。

② 股関節に影響をおよぼし、股関節に痛みなどがある場合は、股関節のモビライゼーションも行う（「変形性股関節症のモビライゼーション」[p.84〜86]を参照）。それぞれの関節の遊びがない場合は、遊びをつける。

③ 足関節に影響をおよぼし、足関節に疼痛などがある場合は、足関節のモビライゼーションも行う（「足関節部の捻挫、靱帯損傷のモビライゼーション」[p.106〜110]を参照）。それぞれの関節の遊びがない場合は、遊びをつける。

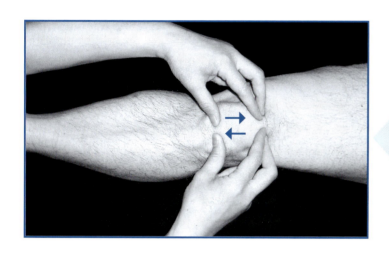

写真151　膝蓋骨の上側・下側方向

患者は、膝関節を伸展する。検者は、両第2、3指を患者の膝蓋骨の上部に、両母指を下部に当て、上側・下側方向の関節の遊びを確認する。

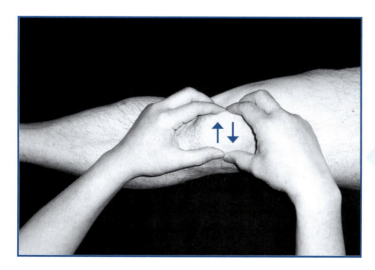

写真152　膝蓋骨の内側・外側方向

患者は、膝関節を伸展する。検者は、両第2、3指を患者の膝蓋骨の内側に、両母指を外側に当て、内側・外側方向の関節の遊びを確認する。

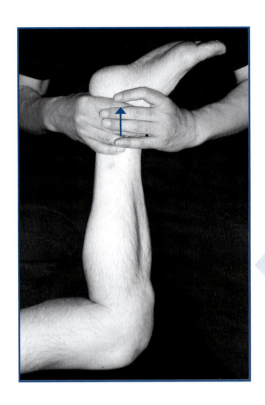

**写真153
膝関節の長軸方向**

患者は、膝関節を90°屈曲する。検者は、患者の大腿の上に膝を乗せて固定し、両手掌で内果・外果付近をつかみ、長軸方向に牽引し、関節の遊びを確認する。

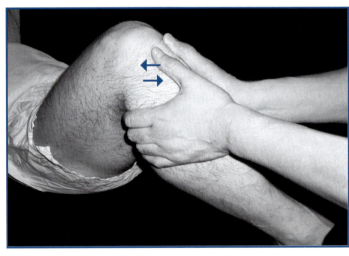

**写真154
膝関節の前側・後側方向**

患者は、股関節と膝関節を屈曲する。検者は、両母指を膝蓋腱の両脇に当て、他の指で下腿をつかみ、前側・後側方向の関節の遊びを確認する。

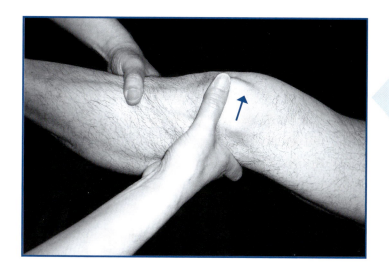

写真155
膝関節の内側・外側方向

患者は、膝を30°くらい屈曲する。検者は、一方の手で患者の下腿近位の内側または外側をつかんで固定する。他方の手の第2中手関節の橈側を外側・内側間隙に当て、内側・外側方向の遊びを確認する。写真は、内側方向の操作を示す。

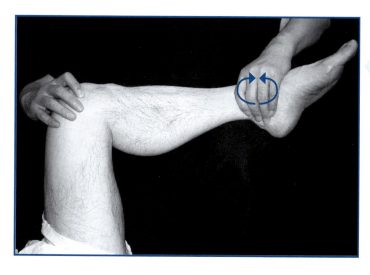

写真156
膝関節の内側・外側回旋

患者は、股関節、膝関節を90°に屈曲する。検者は、一方の手で膝関節を固定し、他方の手で足関節の内果・外果の上方をつかみ、内側・外側回旋の遊びを確認する。
治療は、一方の手で内果・外果の上をつかみ、他方の手の母指を脛骨粗面にひっかけるようにして、両手を同時に内旋または外旋する。

（3）運動法

　大腿四頭筋などの伸筋群、中殿筋などの外転筋群の筋力強化運動を適宜選択して指導する。ハムストリングスのストレッチが必要なときはストレッチを指導する。

① 大腿四頭筋などの伸筋群の筋力強化運動（「変形性股関節症の運動法（屈筋群の筋力強化運動）」[p.87、88] を参照）を行う。

② 中殿筋などの外転筋群の筋力強化運動（「変形性股関節症の運動法（外転筋群の筋力強化運動）」[p.87、88] を参照）を行う。

③ ハムストリングスのストレッチをゆっくりと行う。

・患者は仰臥位となり、下肢は伸展する。下腿遠位部の下に枕またはタオルを置く（**写真157**）。患者は、膝関節に力を入れすぎないようにして軽く伸展するように

ストレッチを行う（下肢の重さを利用してストレッチを行ってもよい）。
- 患者は長坐位となり、大腿部遠位部に両手を置き、力を入れすぎないように軽く押すようにしてストレッチをする（**写真158**）。
- 15〜30秒間、2〜5回、週に2〜4回行う。24時間以上痛みなどが続く場合は、ストレッチが強すぎるので、弱くするように指導する。

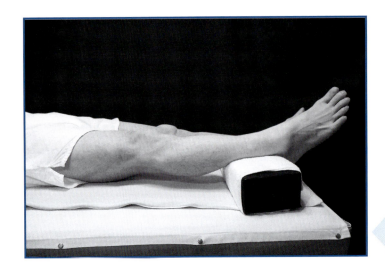

写真157
ハムストリングスのストレッチ①

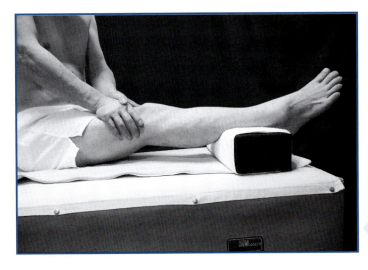

写真158
ハムストリングスのストレッチ②

8 足関節部の捻挫、靱帯損傷

（1）靱帯の構造

① **外側を強める靱帯** 外側は、腓骨と距骨前側をつなぐ**前距腓靱帯**（図27）、腓骨と距骨後側をつなぐ**後距腓靱帯**（図28）、腓骨と踵骨をつなぐ**踵腓靱帯**（図29）によって強められており、これらは腓骨外果から起こっている。

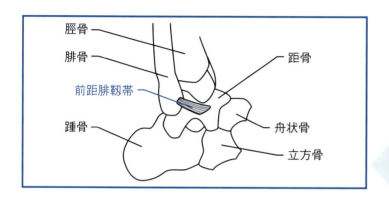

図27
前距腓靱帯

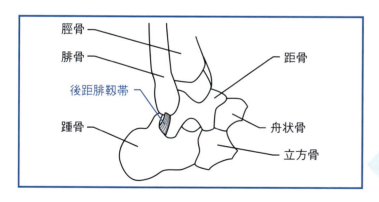

図28
後距腓靱帯

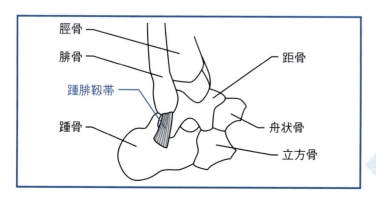

図29
踵腓靱帯

② **内側を強める靱帯** 内側は、**内側靱帯（三角靱帯）**によって強められている。これは脛骨内果から起こっていて、下方に向かって三角形をつくるように広がっている。

内側靱帯は、脛骨と距骨前側をつなぐ**前脛距部**、脛骨と距骨後側をつなぐ**後脛距部**、脛骨と舟状骨をつなぐ**脛舟部**、脛骨と踵骨をつなぐ**脛踵部**の4つからなっている（**図30**）。

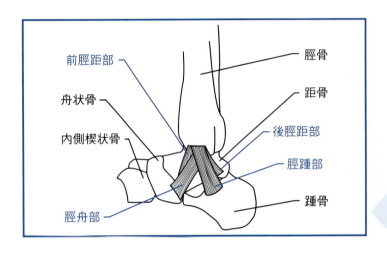

図30
内側靱帯（三角靱帯）

（2）足関節部の捻挫

足関節部の捻挫は、外力により足関節部に強制的に運動が行われた場合に起こるもので、それによる関節の靱帯、関節包、筋などの軟部組織の損傷がみられる。

足関節の捻挫には、足関節の骨折、脱臼、靱帯・腱の断裂は除かれる。

症状

足関節部に炎症や腫脹が起こり、内反への損傷では外果の直前部付近に圧痛が出現する。足関節部を強制的に運動が行われた方向へ他動的に動かすと疼痛が出る。時に、前距腓靱帯、踵腓靱帯の断裂がみられる。

足関節部がどの方向（内反、外反、前後など）へ強制的に運動が行われたかを、次の方法で確認する。

① 足関節の内反
- 足関節の内反は、前距腓靱帯・踵腓靱帯の断裂のテストになる。
- 検者は、一方の手で患者の内果・外果の直上を持って固定し、他方の手で足部を持ち、内がえしに動かす（**写真159**）。痛みおよび動きの大きさを健側と比較する。動揺が大きい場合は、靱帯の断裂が疑われる。

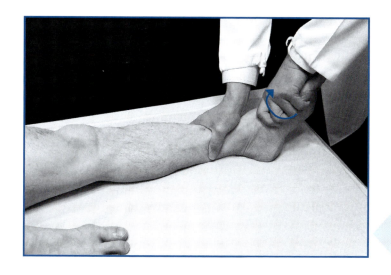

写真159
足関節の内反（内がえし）

② 足関節の外反
・足関節の外反は、内側靱帯（三角靱帯）の断裂のテストになる。
・検者は、一方の手で患者の内果・外果の直上を持って固定し、他方の手で足部を持ち、外がえしに動かす（**写真160**）。痛みおよび動きの大きさを健側と比較する。動揺が大きい場合は、靱帯の断裂が疑われる。

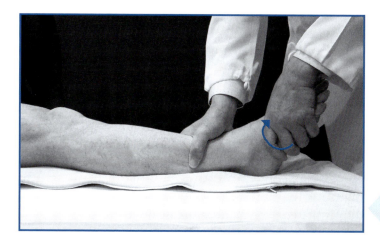

写真160
足関節の外反（外がえし）

③ 足関節の前後への引き出し
・脛骨の前方への引き出しは後距腓靱帯の断裂のテスト、脛骨の後方への引き出しは前距腓靱帯の断裂のテストになる。
・検者は、一方の手で患者の内果・外果の直上を持って固定し、他方の手で踵部から足部を持ち、前方・後方に引き出す（**写真161**）。そのとき、ベッドから踵を出しておくと、行いやすい。痛みおよび動きの大きさを健側と比較する。動揺が大きい場合は、靱帯の断裂が疑われる。

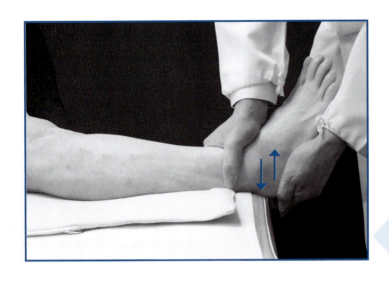

写真161
足関節の前後への引き出し

治療法

（1）初期の緊急処置

初期には、外傷による捻挫などの緊急処置として、患部の安静・冷却、圧迫包帯、患部の挙上を行う。これは、四肢の怪我などに用いられる。

① **患部の安静**　患部に疼痛を感じさせないために安静にする。
② **患部の冷却**　患部の血管を収縮させ、出血を少なくさせて腫脹を抑える。
③ **圧迫包帯**　内出血や腫脹を抑制するために、弾力包帯やテーピングなどで患部を軽く圧迫する。
④ **患部の挙上**　患部を心臓より高くして、血液などが患部に流れ込むことを防ぐことで腫脹を抑える。

（2）マッサージ・指圧法

マッサージは、炎症がなくなってから行う。足関節の内反、外反、前後への引き出し（X線上5mm以上）を行い（**写真159〜161**）、不安定性が強い場合は固定が必要になる。この場合はマッサージは不適である。

① 足関節のマッサージを行う。
・患者は仰臥位で、前側の外側、内側を足部中央から下腿中央までの手掌揉捏（**写真162**）を行う。
・患者は仰臥位で、内果および外果の下際から足背中央に向かう足関節縁に母指強擦（**写真163**）、前脛骨筋腱、長母趾伸筋腱、長趾伸筋腱に沿う母指揉捏（**図31、写真164**）を行う。
・患者は腹臥位で、踵部から下腿後側中央までアキレス腱の二指揉捏（**図32、写真165**）、下腿後側部の手掌揉捏（**写真166**）を行う。

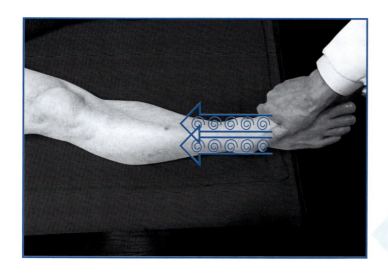

写真162
足部中央から下腿中央までの手掌揉捏

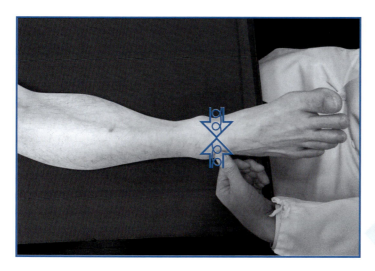

写真163
足関節縁の母指強擦

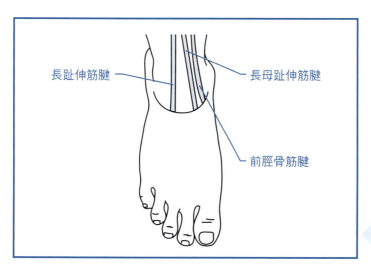

図31
前脛骨筋腱、長母趾伸筋腱、長趾伸筋腱

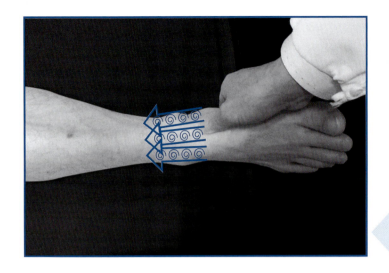

写真164
前脛骨筋腱、長母趾伸筋腱、長趾伸筋腱に沿う母指揉捏

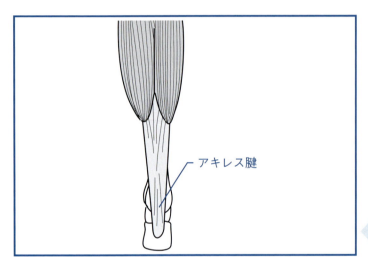

図32
アキレス腱

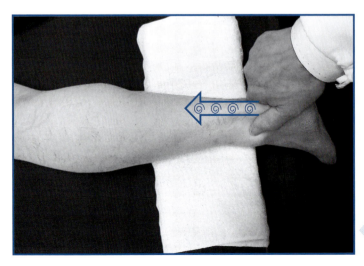

写真165
アキレス腱の二指揉捏

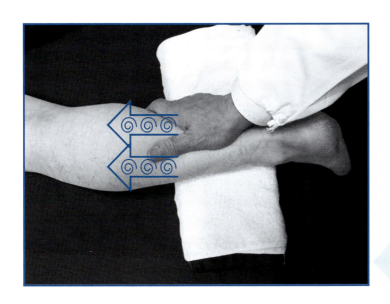

写真166
下腿後側部の手掌揉捏

② 足部に疼痛がある場合は、中足骨骨間部（**写真167**）、足底部に母指圧迫（**写真168**）を行う。
③ 腰部、殿部に筋緊張がある場合は、背腰部、殿部の母指圧迫も行う（「腰椎椎間板ヘルニアのマッサージ・指圧法」[p.164～168]を参照）。
④ 下肢に筋緊張がある場合は、大腿部、下腿部の指圧も行う（「腰椎椎間板ヘルニアのマッサージ・指圧法」[p.164、168～170]を参照）。
⑤ 跛行により、股関節、膝関節に疼痛が出ている場合は、股関節マッサージ（「変形性股関節症のマッサージ・指圧法」[p.78～81]を参照）、膝関節のマッサージ（「変形性膝関節症のマッサージ・指圧法」[p.90～94]を参照）も行う。

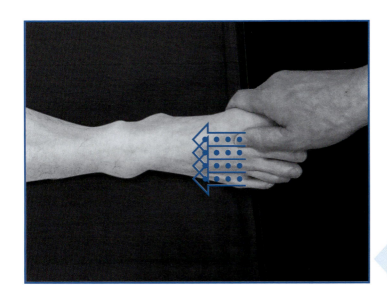

写真167
中足骨骨間部の母指圧迫

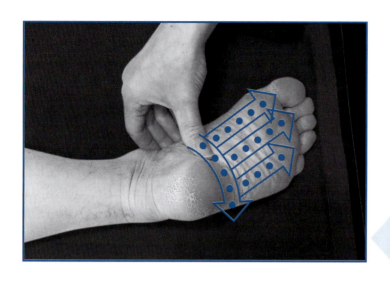

写真168
足底部の母指圧迫

（3）モビライゼーション

① 足関節のモビライゼーションを行う。最初に距腿関節を行ってから、周囲の関節の歪みを確認する。

- 距腿関節の長軸方向（**写真169**）、前側・後側方向（**写真170**）、内転・外転方向（**写真171**）の関節の遊びを確認する。関節の遊びがない場合は、遊びをつける。
- 距舟関節の足背側・足底側方向（**写真172**）、足背側・足底側回旋（**写真173**）、踵立方関節の足背側・足底側方向（**写真174**）、足背側・足底側回旋（**写真175**）、楔舟関節の内側・中間・外側楔状骨の足背側・足底側方向（**写真176**）の関節の遊びを確認する。関節の遊びがない場合は、遊びをつける。
- 距骨下関節の長軸方向（**写真177**）、踵骨の内側・外側方向（**写真178**）、内側・外側回旋（**写真179**）の関節の遊びを確認する。関節の遊びがない場合は、遊びをつける。

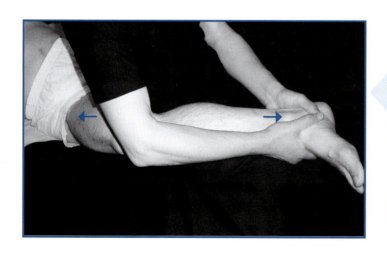

写真169
距腿関節の長軸方向

患者は股関節・膝関節90°屈曲、股関節外転・足関節90°背屈にする。検者は腰で患者の大腿を押さえる。両手掌で踵部・足背をつかみ、前方に押しながら腰で患者の大腿を押し、長軸方向の関節の遊びを確認する。

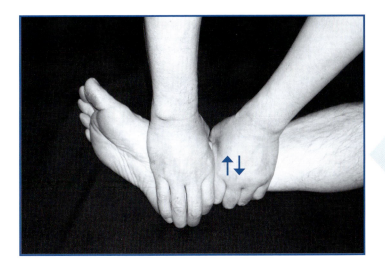

**写真170
距腿関節の前側・後側方向**

検者は一方の手で患者の足背、踵部を握って固定し、他方の手で内果・外果をつかみ、下腿部の前側・後側方向の関節の遊びを確認する。

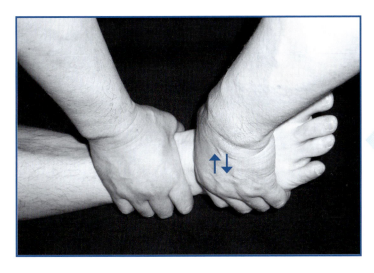

**写真171
距腿関節の内転・外転方向**

検者は一方の手で患者の内果・外果を握って固定し、他方の手で足背から舟状骨、立方骨をつかみ、足関節の内転・外転方向の関節の遊びを確認する。

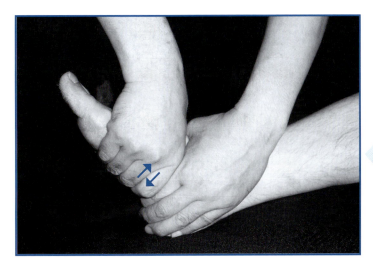

**写真172
距舟関節の足背側・足底側方向**

検者は一方の手で患者の距骨を握って固定し、他方の手の母指と第2、3指で舟状骨をつかみ、足背側・足底側方向の関節の遊びを確認する。

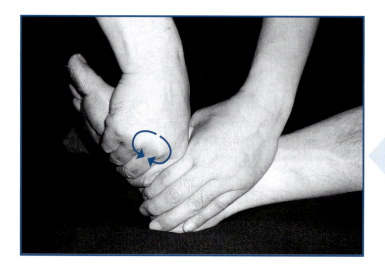

写真173
距舟関節の足背側・足底側回旋

検者は一方の手で患者の距骨を握って固定し、他方の手の母指と第2、3指で舟状骨をつかみ、足背側・足底側の回旋の関節の遊びを確認する。

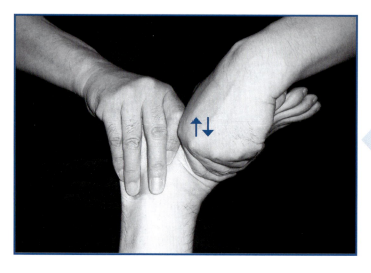

写真174
踵立方関節の足背側・足底側方向

患者は膝関節を90°屈曲する。検者は一方の手で踵部を握って固定し、他方の手の母指と第2、3指で立方骨をつかみ、足背側・足底側方向の関節の遊びを確認する。

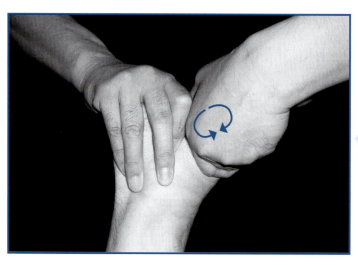

写真175
踵立方関節の足背側・足底側回旋

患者は膝関節を90°屈曲する。検者は一方の手で踵部を握って固定し、他方の手の母指と第2、3指で立方骨をつかみ、足背側・足底側の回旋の関節の遊びを確認する。

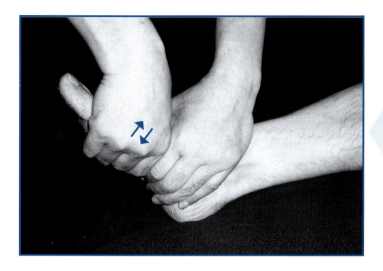

写真176
楔舟関節の内側・中間・外側楔状骨の足背側・足底側方向

検者は一方の手で舟状骨を握って固定し、他方の手の母指と第2、3指で内側・中間・外側楔状骨をつかみ、足背側・足底側方向の関節の遊びを確認する。

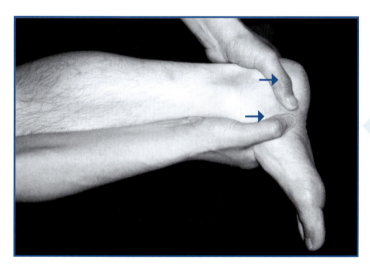

写真177
距骨下関節の長軸方向

距腿関節の長軸方向（写真169）と同じ方法で、両手掌で踵部・足背をつかみ、距腿関節の長軸方向の遊びをとる。そのまま踵を前方に押して、長軸方向の関節の遊びを確認する。

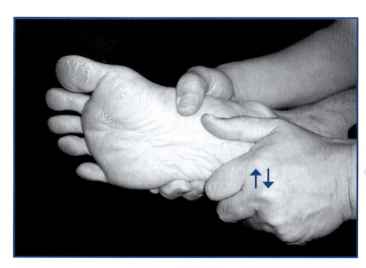

写真178
踵骨の内側・外側方向

検者は一方の手で患者の足背を握って固定し、他方の手で踵部をつかみ、内側・外側方向の関節の遊びを確認する。

8 足関節部の捻挫、靱帯損傷

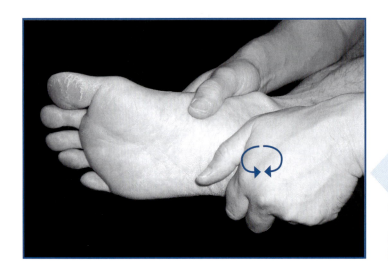

写真179
踵骨の内側・外側回旋

検者は一方の手で患者の足背を握って固定し、他方の手で踵部をつかみ、内側・外側回旋の関節の遊びを確認する。

② 股関節に痛みなどがある場合は、股関節のモビライゼーション(「変形性股関節症」[p.84～86]を参照)を行う。関節の遊びがない場合は、遊びをつける。
③ 膝関節に疼痛などがある場合は、膝関節のモビライゼーション(「変形性膝関節症」[p.95～97]を参照)を行う。関節の遊びがない場合は、遊びをつける。

(4) 運動法

足関節、足部の筋群の筋力強化運動となる**タオルギャザー**を指導する。タオルギャザーとは、安定性、協調性の運動を高めるために筋力を強化する訓練である。痛みが起きない程度に行うようにする。

① **タオルギャザー** 床上にタオルを置き、踵を床に固定し、足の趾でタオルをたぐり寄せるように足趾の屈伸運動を行う(**写真180**)。運動時に痛みが起きなければ、受傷直後から行ってもよい。

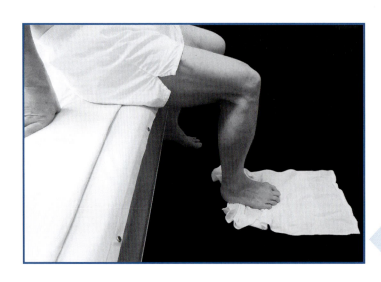

写真180
タオルギャザー

9 肩凝り

　肩凝りは、筋肉・腱・皮下結合組織内の循環障害、血液・リンパのうっ帯などによる筋緊張や、腱・皮下結合組織が硬くなるために起こるといわれている。
　鞄の紐を長時間肩に掛ける、猫背などの不良姿勢、長時間のデスクワーク、頸椎の変形、胃腸障害、視力障害などから起こる。

症状

　肩上部、肩背、肩甲間部の筋緊張および硬結、鈍痛、重い感じがするなどの症状がみられる。さらに、頸部から後頭部にかけての筋緊張・硬結、前頸部や鎖骨部の筋緊張・硬結、胸部にも筋緊張・硬結が起こる。
　食欲不振、吐き気、頭痛、不眠などが起こることもある。

治療法

(1) マッサージ・指圧法

　凝りの部分には、炎症を起こさないように気をつけて施術を行う。
① 後頭骨部の指圧を行う。
・患者は腹臥位で、外後頭隆起下部より乳様突起まで後頭骨上の母指圧迫、外後頭隆起から2～3横指下から耳下部まで後頭骨下縁に沿って母指圧迫（**写真181**）を行う。どちらも頭の中心に向かって行う。
② 頸部の指圧を行う。
・患者は腹臥位で、後頭骨下縁から肩まで頸椎のすぐ脇の母指圧迫、頸椎の側方の母指圧迫（**写真182**）を行う。
③ 肩上部、肩背、肩甲間部の指圧を行う。
・患者は腹臥位で、肩上部に首の付け根から肩峰に向かって2行に母指圧迫（**写真183**）を行う。
・第7頸椎付近から肩甲骨下角の第7～8胸椎まで、脊椎のすぐ脇に母指圧迫、その約2横指外側に母指圧迫、肩甲骨内縁に沿って母指圧迫を行う。
・肩甲棘の下縁に沿って肩関節までの母指圧迫（**写真184**）を行う。
・三角筋後側・外側の母指圧迫（**写真185**）、上腕三頭筋の手掌把握圧迫（**写真186**）、母指圧迫（**写真187**）を行う。

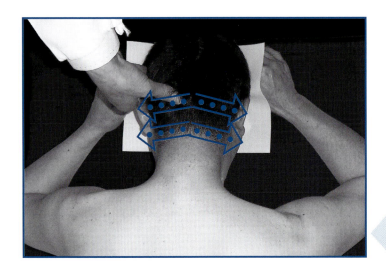

写真181
後頭骨部の母指圧迫

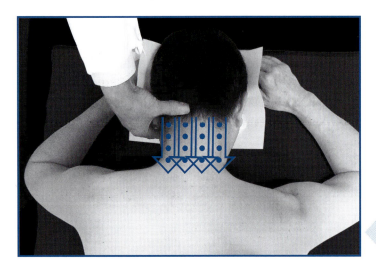

写真182
頸部の母指圧迫

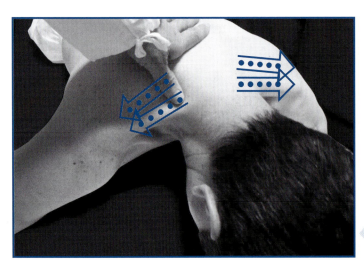

写真183
肩上部の母指圧迫

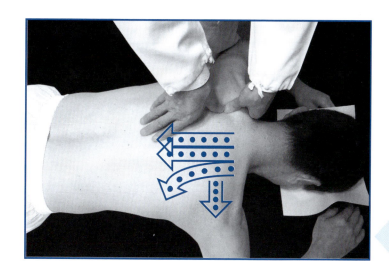

写真184
肩背、肩甲間部の母指圧迫

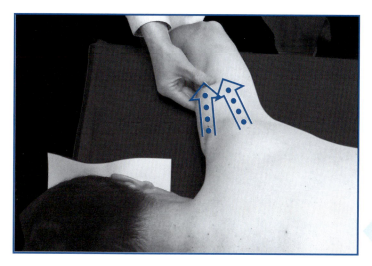

写真185
三角筋後側・外側の母指圧迫

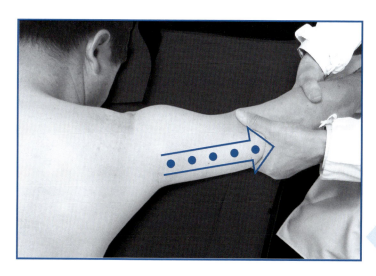

写真186
上腕三頭筋の手掌把握圧迫

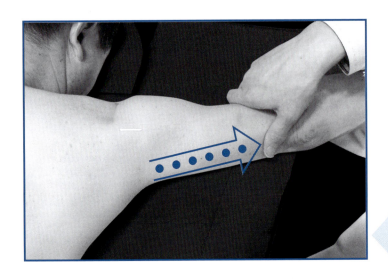

写真187
上腕三頭筋の母指圧迫

④ 頸部、胸部の指圧を行う。
・患者は仰臥位で、胸鎖乳突筋の二指圧迫（**写真188**）を行う。鎖骨下部の母指圧迫（**写真189**）、大胸筋、小胸筋の四指圧迫（**図33**、**写真190**）を行う。
・三角筋前側・外側の母指圧迫（**写真191**）、上腕二頭筋の手掌把握圧迫（**写真192**）、母指圧迫（**写真193**）を行う。

⑤ 前腕部の指圧を行う。
・前腕前側の母指圧迫（**写真194**）、前腕後側の母指圧迫（**写真195**）を行う。

⑥ 手部の指圧を行う。
・手掌（**写真196**）、手背（**写真197**）の母指圧迫、第1指から第5指の二指圧迫（**写真198**）を行う。

⑦ 疲れがある場合は、全身のマッサージを行う。

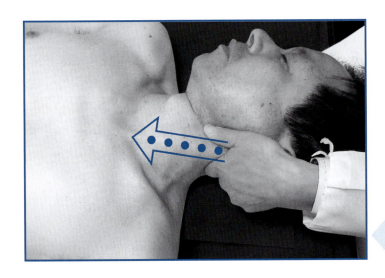

写真188
胸鎖乳突筋の二指圧迫

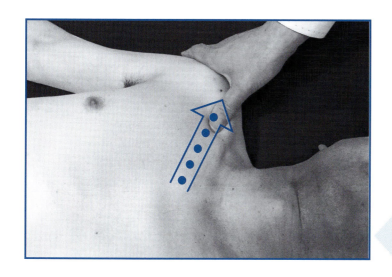

写真189
鎖骨下部の母指圧迫

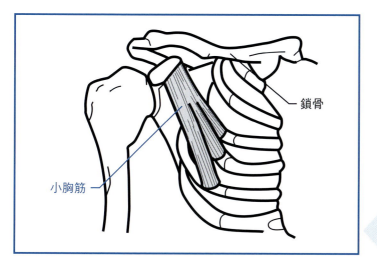

図33
小胸筋

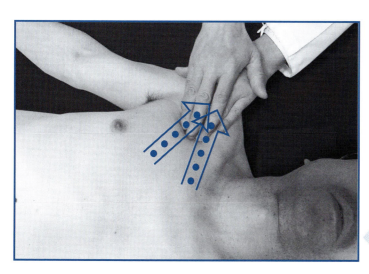

写真190
大胸筋、小胸筋の四指圧迫

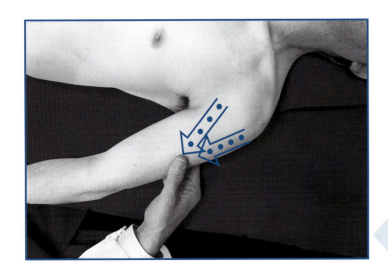

写真191
三角筋前側・外側の母指圧迫

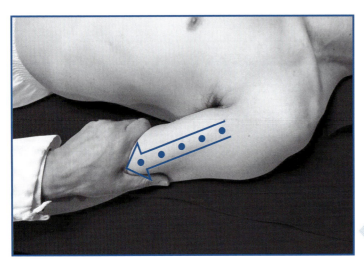

写真192
上腕二頭筋の手掌把握圧迫

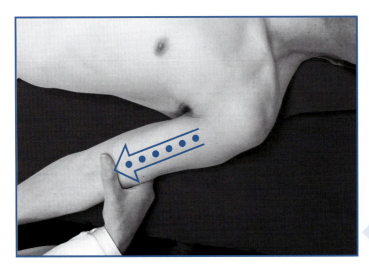

写真193
上腕二頭筋の母指圧迫

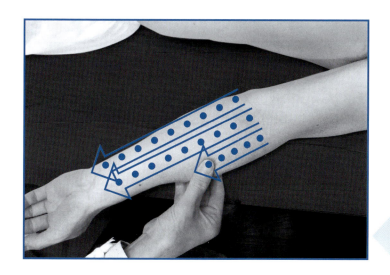

写真194
前腕前側の母指圧迫

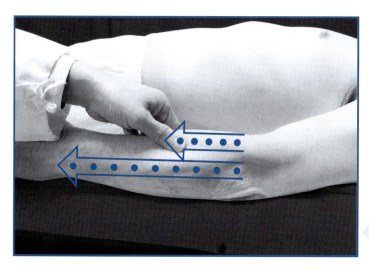

写真195
前腕後側の母指圧迫

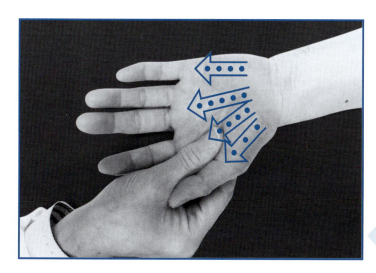

写真196
手掌の母指圧迫

9 肩凝り

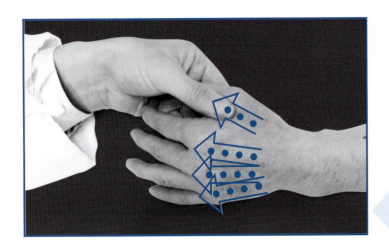

写真197
手背の母指圧迫

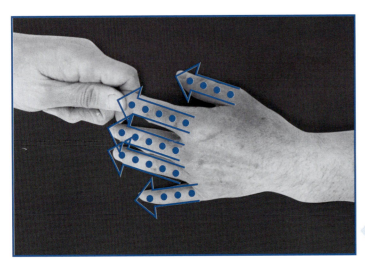

写真198
第1指から第5指の二指圧迫

（2）モビライゼーション

① 胸椎、頸椎、後頭骨のモビライゼーションを行う。
・胸椎動揺法（**写真199**）、頸椎動揺法（**写真200**）を行う。この方法で刺激が強い場合は、間接法の胸椎操作法（**写真201**）、頸椎操作法（**写真202**）、後頭骨操作法（**写真203**）を行う。それぞれの関節に遊びがない場合は、遊びをつける。

② 肋骨のモビライゼーションを行う。
・肋骨動揺法（**写真204**）を行う。この方法で刺激が強い場合は、間接法の肋骨操作法（**写真205**）を行う。それぞれの関節に遊びがない場合は、遊びをつける。

③ 肩甲骨のモビライゼーションを行う。
・肩甲骨の上側方向（**写真206**）、下側方向（**写真207**）、内側方向（**写真208**）、外側方向（**写真209**）の関節の遊びを確認する。それぞれの方向に遊びがない場合は、遊びをつける。

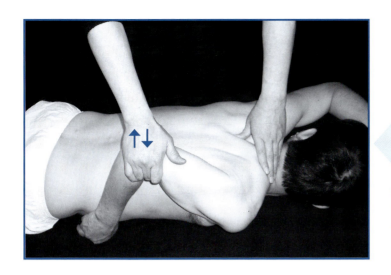

写真199
胸椎動揺法

検者は足方手で患者の外側の肘を持ち、頭方手の母指を胸椎の棘突起に当て、肘関節を上方に動かしながら胸椎の動きを確認する。動きの大きい方に母指を当てて操作する。

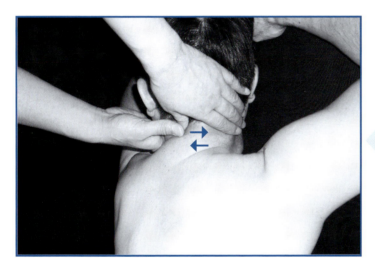

写真200
頸椎動揺法

患者は軽く頭部を回旋し、検者は両母指を重ねて、患者の頸椎に当てて両側から関節の遊びを確認する。動きがない方や触れやすい方に両母指を当てて操作する。

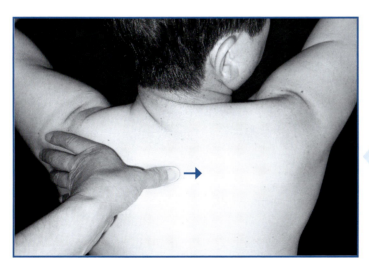

写真201
胸椎操作法［間接法］

検者は両母指で患者の胸椎の棘突起を左右に動かし、胸椎の関節の遊びを確認する。関節の遊びが大きく動く方に操作する。

9　肩凝り

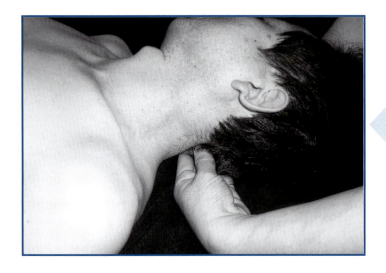

写真202
頸椎操作法［間接法］

検者は第2、3指で患者の頸椎の棘突起、横突起の間付近に当て、左右側方に少し動かしながら、関節の遊びを確認する。関節の遊びが大きく動く方の棘突起に母指を当てて操作する。

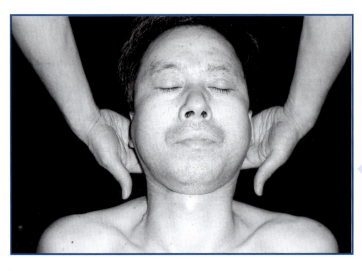

写真203
後頭骨操作法［間接法］

検者は患者の後頭骨に両手を挿入して検査する。四指で上方にある方は上方に、下方にある方は下方に操作する。

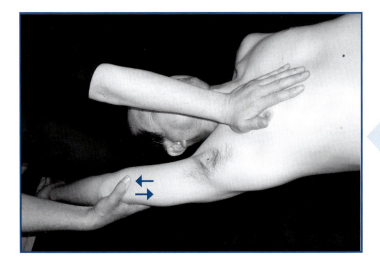

写真204
肋骨動揺法

肋骨の歪みにより肋間に痛みがある場合、検者は内側手で患者の肋骨に手根を当てて固定し、外側手で肘を持ち、上肢を挙上して伸ばしながら、肋骨間の遊びをつける。

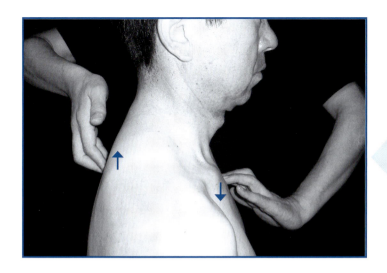

写真205
肋骨操作法［間接法］

肋骨の歪みにより肋間に痛みがある場合、検者は両手の第2〜4指を患者の肋骨の前側に手掌を下に、後側に手掌を上に当てて操作する。

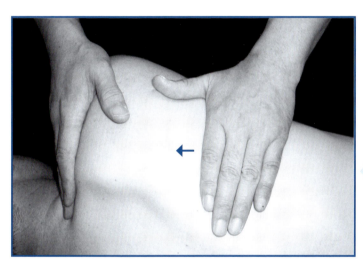

写真206
肩甲骨の上側方向

検者は下方手を患者の肩甲骨の下角に置き、肩甲骨を頭方に動かし、上方手で動きを確認する。

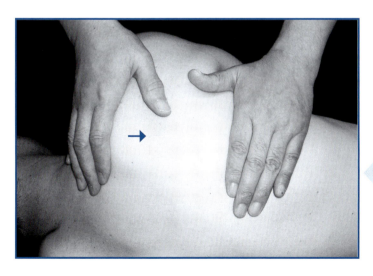

写真207
肩甲骨の下側方向

検者は上方手を肩峰・肩甲骨の上部に置き、肩甲骨を足方に動かし、下方手で動きを確認する。

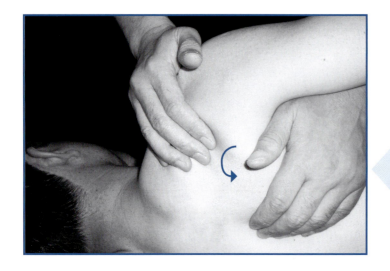

写真208
肩甲骨の内側方向

検者は下方手を患者の腋窩側縁の肩甲骨、上方手を肩峰・肩甲骨の外側に置き、両手で肩甲骨を内側に動かす。

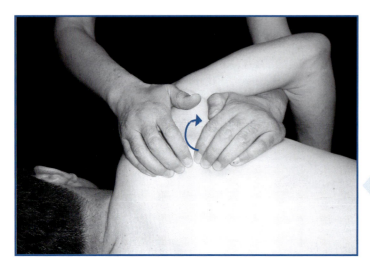

写真209
肩甲骨の外側方向

検者は両四指を肩甲骨内側縁に当て、肩甲骨を外側に動かす。

（3）運動法

　頸部、肩関節などの運動を適宜選択して指導する。疲労などで緊張している頸部、肩上部、肩甲間部の筋を、頸部や肩関節を大きく動かすことにより、その緊張を緩める。肩の運動は、肩甲骨をできるだけ大きく動かすようにする。1つの運動を10回程度、1日2回行う。

　①頸部を右回し・左回しに回旋する（**写真210**）。
　②両肩を上げて下ろし、肩甲骨を上下させる（**写真211**）。
　③両肘を後方に引き、肩甲骨内縁を近づける（**写真212**）。
　④両手を組んで前方に出し、肩甲骨を外側に広げる（**写真213**）。
　⑤両肘を外側に張り、肩を内側から外側へ、外側から内側へ回して、肩甲骨を回す（**写真214**）。

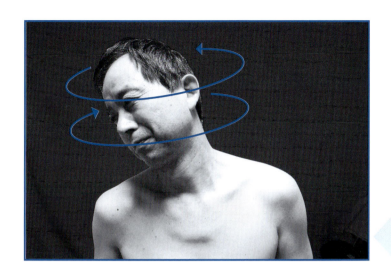

写真210
頸部を回旋する

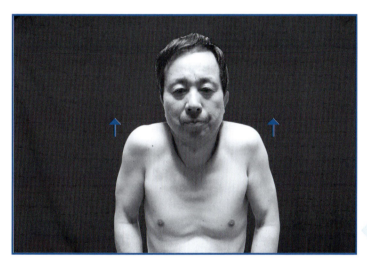

写真211
両肩を上下に動かす

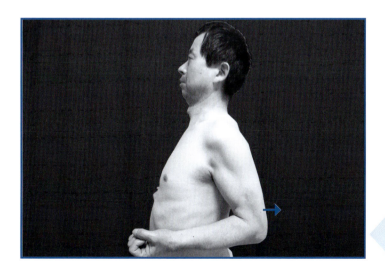

写真212
両肘を後方に引く

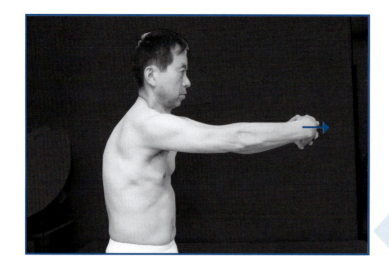

写真213
組んだ両手を前方に出す

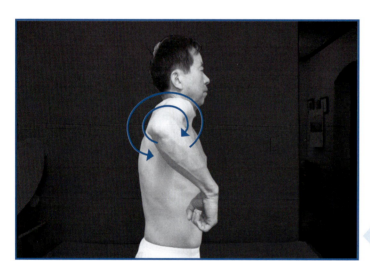

写真214
両肩を回す

Ⅱ 疾患編

10 変形性頸椎症

　変形性頸椎症は、C4-5椎間、C5-6椎間の下位頸椎に発症することが多い。また、高齢者では、下部頸椎の変性などによって可動できる範囲が小さくなるため、上部頸椎に負担が掛かり、その結果、C3-4椎間に発症することもある。

　椎間板の退行変性により、椎間関節の狭小化、鉤状関節（ルシュカ関節）（**図34**）などの骨硬化、骨棘の形成などがみられる。

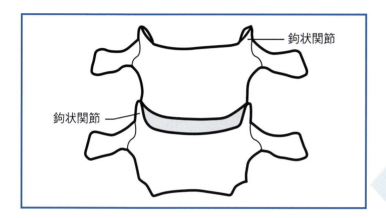

図34
鉤状関節（ルシュカ関節）

症状

　頸肩部の疼痛、頸部の後屈・側屈などに運動制限がある。肩凝り、上肢のしびれ、頸部から上肢にかけての放散痛がある。時に、**感覚鈍麻、上肢の脱力**が出現する場合もある。

　スパーリングテスト、ジャクソンテストが陽性になる場合が多い。

① **感覚鈍麻、上肢の脱力**　神経根が刺激された場合には、神経根症状が出現することがある。頸椎椎間板ヘルニアと同様の症状が多くみられる。

　C4-5椎間ではC5神経根症状、C5-6椎間ではC6神経根症状が出現し、それぞれの感覚鈍麻、上肢の筋力低下が起こる（「頸椎椎間板ヘルニア」[p.130]を参照）。C3-4椎間では上肢への感覚鈍麻、筋力低下は起こらない。

② **スパーリングテスト（Spurling Test）**　検者は患者の後ろから頸部を軽く後屈させ、さらに患側に側屈させて上方から圧迫する。椎間孔が狭窄することにより、神経根を刺激する。肩から上肢にかけて疼痛、しびれ感が再現・増悪された場合を陽性とする（**写真215**）。圧迫は、強くしすぎないように気をつける。

③ ジャクソンテスト (Jackson Test) 検者は患者の後ろから頭部を回旋・側屈せずに頸部を後屈させ、上方から圧迫する。椎間孔が狭窄することにより、神経根を刺激する。肩から上肢にかけて疼痛、しびれ感が再現・増悪された場合を陽性とする (**写真216**)。圧迫は、強くしすぎないように気をつける。

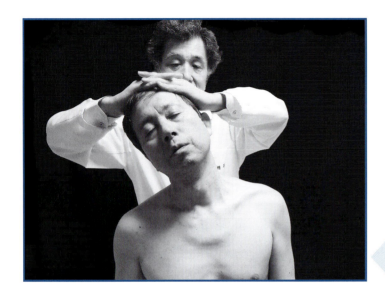

写真215
スパーリングテスト

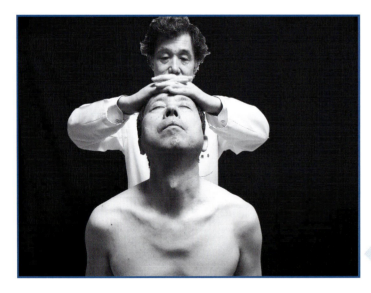

写真216
ジャクソンテスト

治療法

（1）マッサージ・指圧法

① 後頭骨部、頸部、肩上部、肩背部の指圧を行う。
- 患者は腹臥位で、後頭骨部、頸部、肩上部、肩背、肩甲間部の指圧を行う（「肩凝りのマッサージ・指圧法」［p.111～113］を参照）。
- 上肢に放散痛がある場合は、三角筋後側・外側、上腕三頭筋の指圧を行う（「肩凝りのマッサージ・指圧法」［p.111、113、114］を参照）。

② 頸部、胸部のマッサージ・指圧を行う。
- 患者は仰臥位で、胸鎖乳突筋、鎖骨下部、大胸筋、小胸筋の指圧を行う（「肩凝りのマッサージ・指圧法」［p.114、115］を参照）。
- 三角筋前側・外側、上腕二頭筋の指圧を行う（「肩凝りのマッサージ・指圧法」［p.114、116］を参照）。

③ 前腕部、手部のマッサージ・指圧を行う。
- 前腕前側、前腕後側、手掌、手背、第1指から第5指の指圧を行う（「肩凝りのマッサージ・指圧法」［p.114、117、118］を参照）。

（2）モビライゼーション

① 胸椎、頸椎、後頭骨のモビライゼーションを行う。
- 胸椎動揺法（**写真199**［p.119］）、頸椎動揺法（**写真200**［p.119］）を行う。この方法で痛みがあるなど、刺激が強い場合は、間接法の胸椎操作法（**写真201**［p.119］）、頸椎操作法（**写真202**［p.120］）、後頭骨操作法（**写真203**［p.120］）を行う。

（3）運動法

頸部のアイソメトリックスを指導する。アイソメトリックスは、疼痛が出ないように気をつけて行う。頸椎を動かさないように、前後・左右の4方向にアイソメトリックスの等尺性収縮運動を行う。これを7～10秒間、5～10回、1日2回行う。

① **頸部の前後方向へのアイソメトリックス**
- 前方向…額に両手を重ねて当て、頭部を前方向に力を加える（**写真217－1**）。
- 後方向…外後頭隆起より上方の後頭部に両手を重ねて当て、頭部を後方向に力を加える（**写真217－2**）。

② **頸部の左右方向へのアイソメトリックス**
- 左方向…左手を耳部より上の側頭部に当て、頭部を左方向に力を加える（**写真218－1**）。
- 右方向…右手を耳部より上の側頭部に当て、頭部を右方向に力を加える（**写真218－2**）。

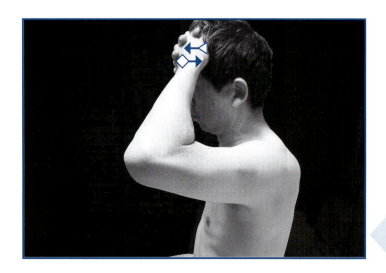

写真217-1
頸部の前方向へのアイソメトリックス

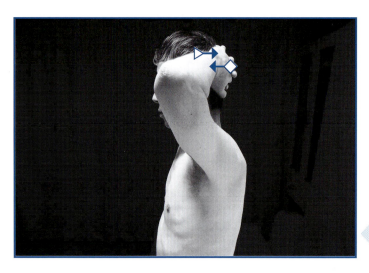

写真217-2
頸部の後方向へのアイソメトリックス

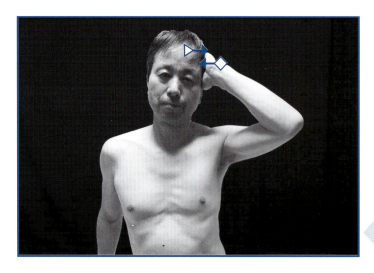

写真218-1
頸部の左方向へのアイソメトリックス

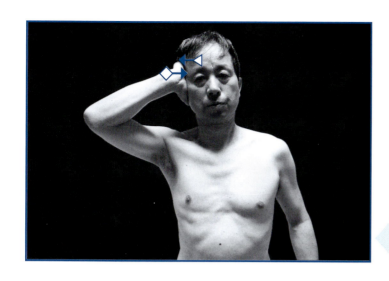

写真218-2
頸部の右方向へのアイソメトリックス

10 変形性頸椎症

11 頸椎椎間板ヘルニア

　頸椎椎間板ヘルニアでは、椎間板の退行変性により、線維輪が断裂し、その部分から髄核が後側方または後方へ脱出する。脱出した髄核が神経根や脊髄を圧迫することにより起こる。後側方のヘルニアでは神経根を圧迫し、後方正中のヘルニアは脊髄を圧迫する。
　30～50歳代の男性に多く発症する。発症部位はC5-6椎間に多く、C6-7椎間、C4-5椎間の順に好発する。

症状

（1）後側方のヘルニアの症状

　神経根症状が出現することが多い。通常、C5—6椎間ではC6神経根、C6—7椎間ではC7神経根、C4—5椎間ではC5神経根が圧迫される。頸部から一側の肩甲背部への疼痛、上肢への放散痛、しびれ、感覚障害、脱力、筋萎縮などが起こる。これらは、神経障害の部位に一致している。
　C4-5椎間では、上腕二頭筋反射の低下・消失（**写真219**）、上腕外側（三角筋付近の皮膚）の知覚鈍麻（**図35**）、三角筋（C5）・上腕二頭筋（C5、C6）の筋力低下などが出現する。
　C5-6椎間では、腕橈骨筋反射の低下・消失（**写真220**）、母指・第2指の橈側の知覚鈍麻（**図36**）、手関節伸筋群（長橈側手根伸筋（C6）、短橈側手根伸筋（C6）、尺側手根伸筋（C7））、上腕二頭筋（C5、C6）の筋力低下などが出現する。
　C6-7椎間では、上腕三頭筋反射の低下・消失（**写真221**）、第3指の知覚鈍麻（**図37**）、上腕三頭筋（C7）・手関節屈筋群（橈側手根屈筋（C7）、尺側手根屈筋（C8））の筋力低下などが出現する。
　さらに手指へのしびれ感があり、咳やきばったりすることで痛みが増強し、頸部の運動時に増悪する。**スパーリングテスト、ジャクソンテストは陽性となる。**

① **スパーリングテスト（Spurling Test）**　後屈や側屈で症状が出現したり、痛みが出る場合は圧迫はしない（「変形性頸椎症の症状」[p.125]、**写真215**[p.126]を参照）。

② **ジャクソンテスト（Jackson Test）**　後屈で症状が出現したり、痛みが出る場合は圧迫はしない（「変形性頸椎症の症状」[p.126]、**写真216**[p.126]を参照）。

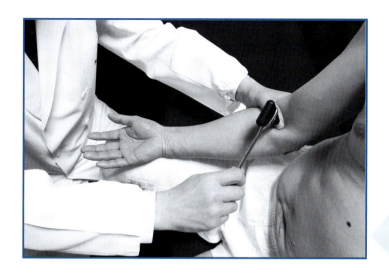
写真219
上腕二頭筋反射の検査

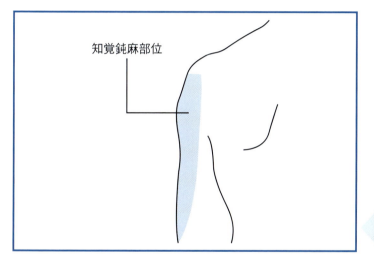
知覚鈍麻部位

図35
上腕外側の知覚鈍麻部位

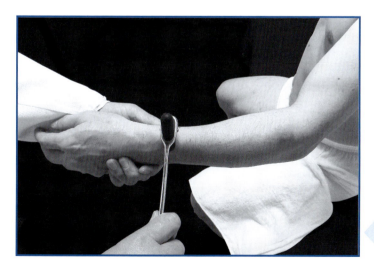
写真220
腕橈骨筋反射の検査

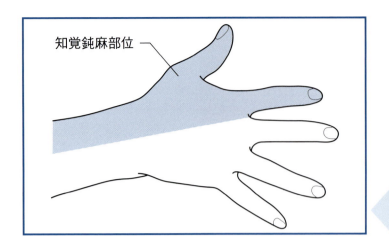

図36
母指・第2指の橈側の知覚鈍麻部位

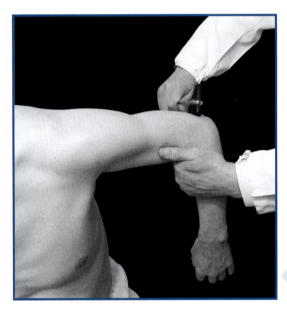

写真221
上腕三頭筋反射の検査

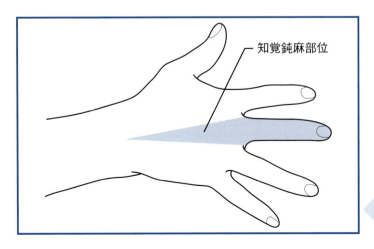

図37
第3指の知覚鈍麻部位

（2）後方正中のヘルニアの症状

　後方正中のヘルニアにより起こる脊髄症では、主に手掌・手指へのしびれ感をきたし、**手指巧緻運動障害**を起こす。上肢では腱反射の低下、筋力低下が起こり、これらは神経障害の部位に一致している。しびれ感は体幹、下肢にまでおよぶ。下肢では錐体路障害による腱反射の亢進、**膝・足クローヌス**が陽性となる。また、**下肢痙性麻痺**により不安定な歩行になる。進行することにより、**膀胱直腸障害**が出現することもある。脊髄症は不適である。

① **手指巧緻運動障害**　手の細かな作業ができない、ボタンを留めにくい、箸が持ちにくい、字が上手く書けない、紐が結びにくいなどの運動障害をいう。これを評価する方法には**10秒テスト**がある。

② **10秒テスト**　10秒間に「グー」「パー」を素早く繰り返し、その回数が30回前後できれば正常、20回以下であると手指巧緻運動障害があると見なす。

③ **膝クローヌスの検査**　膝蓋腱反射の亢進時や錐体路障害の場合に現れる。患者は仰臥位で下肢を伸展させ、検者は母指と示指で患者の膝蓋骨をつかみ、膝蓋骨を急に下方に引く（**写真222**）。膝蓋骨が上下に律動的に動く場合を陽性とする。

④ **足クローヌスの検査**　アキレス腱反射の亢進時や錐体路障害の場合に現れる。検者は患者の膝を屈曲させ、患者の足底に手を入れて、足関節を急に背屈する（**写真223**）。足関節の背屈・底屈の運動が律動的に動く場合を陽性とする。

⑤ **下肢痙性麻痺**　深部反射（腱反射）の亢進、**バビンスキー反射**などの病的反射やクローヌスの出現がみられる。下肢の知覚鈍麻、しびれ、筋力低下が起こる。

⑥ **バビンスキー反射の検査**　患者は仰臥位で、検者は患者の足の裏側に位置し、足関節をつかんで固定する。打腱器の柄の先や鍵のやや尖った部分で、足の裏の外側縁を踵から母趾のつけ根手前までゆっくりとこする。正常では母趾は底屈するが、陽性では母趾は背屈する。

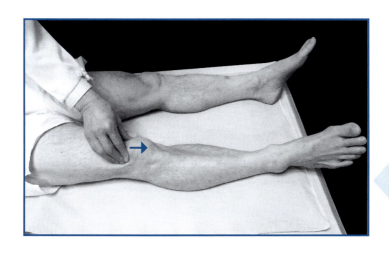

写真222
膝クローヌスの検査

膝蓋骨を急に下方に引き、膝蓋骨の動きを確認する。

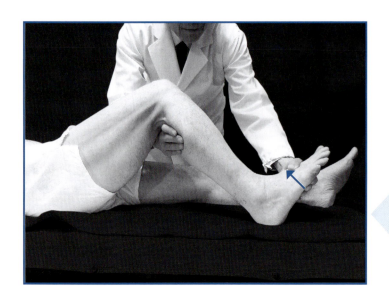

写真223
足クローヌスの検査

足関節を急に背屈し、足関節の背屈・底屈の運動のようすを確認する。

⑦　**膀胱直腸障害**　尿意が自覚できずに排尿が不便になったり、肛門周囲の麻痺によりしびれを感じて締まりがなくなる。尿失禁、排尿遅延、頻尿、便秘などが起こるが、これらは質問して初めて確認できることが多い。

（3）筋力検査

① **三角筋・上腕二頭筋の筋力検査（C4－5椎間）**

・三角筋・上腕二頭筋…上腕二頭筋はC5とC6の両方の支配を受けているため、正確な評価ができない。三角筋はC5の支配を受けているので、三角筋（**図38**）による肩関節外転の筋力検査を行う。

・肩関節外転の筋力検査…検者は患者の後方に位置し、一方の手で肩峰を固定し、他方の手で肘関節近位部に当てる。患者に肩関節を外転させ、検者はこれに抵抗するように力を加える（**写真224**）。左右の筋力を比較する。

② **手関節伸筋群（長橈側手根伸筋（C6）、短橈側手根伸筋（C6）、尺側手根伸筋（C7））の筋力検査（C5－6椎間）**

・手関節伸筋群…手関節の伸筋群は、長橈側手根伸筋、短橈側手根伸筋、尺側手根伸筋からなっている。長橈側手根伸筋、短橈側手根伸筋はC6の支配を受け、手関節の伸展に大きくかかわっており（**図39**）、尺側手根伸筋はC7の支配を受けている。

・手関節伸展の筋力検査…患者は前腕回内位で軽く拳をつくる。検者は一方の手の手掌で患者の前腕の遠位部を後側から握って固定し、他方の手で患者の拳の上から覆うようにつかむ。患者に手関節を伸展させ、検者はこれに抵抗するように力を加える（**写真225**）。左右の筋力を比較する。

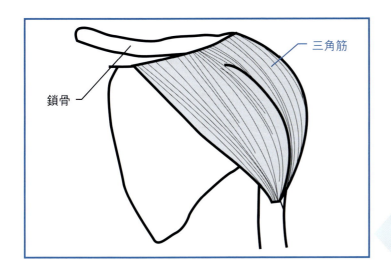

図38
三角筋

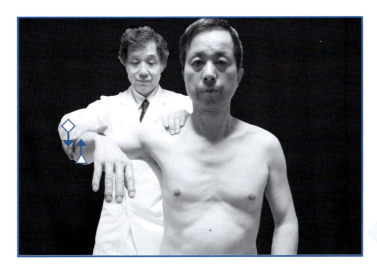

写真224
肩関節外転の筋力検査

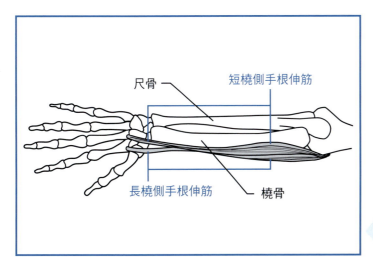

図39
長橈側手根伸筋、短橈側手根伸筋 [右前腕後側]

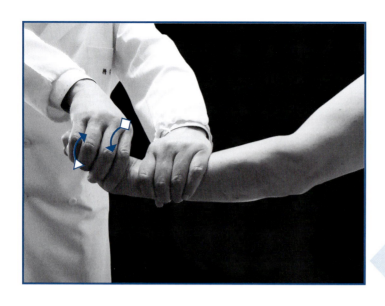

写真225
手関節伸展の筋力検査

③ 手関節屈筋群（橈側手根屈筋（C7）、尺側手根屈筋（C8））の筋力検査（C6－7椎間）

・手関節屈筋群…手関節の屈筋群は、橈側手根屈筋、尺側手根屈筋からなっている。橈側手根屈筋はC7の支配を受け、手関節の屈曲に大きくかかわっており（**図40**）、尺側手根屈筋はC8の支配を受けている。

・手関節屈曲の筋力検査…患者は前腕回外位で、指の屈筋群の屈曲の作用による手関節の屈曲を避けるため、拳をつくらせる。検者は一方の手の手掌で患者の前腕の遠位部を前側から握って固定し、他方の手で患者の拳の上から覆うようにつかむ。患者に手関節を屈曲させ、検者はこれに抵抗するように力を加える（**写真226**）。左右の筋力を比較する。

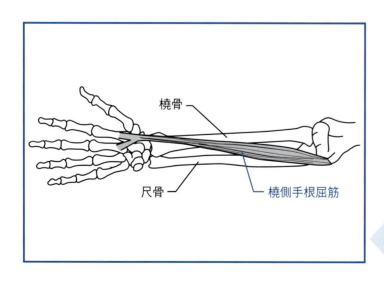

図40
橈側手根屈筋［右前腕前側］

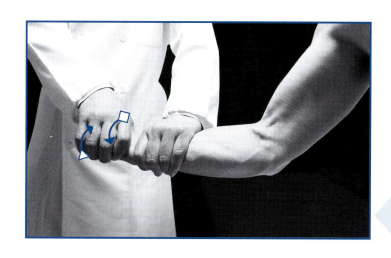

写真226
手関節屈曲の筋力検査

治療法

　神経根症に施術を行う。頸椎が後屈しないようにし、頸椎カラーなどを用いることもある。症状が改善したら、日常生活は制限はしなくともよいが、頸部に負担が掛かるようなスポーツや重労働は避けるようにする。

（1）マッサージ・指圧法

① 頸部、肩上部、肩背、肩甲間部のマッサージ・指圧を行う。
・患者は腹臥位で、後頭骨部、頸部、肩上部、肩背、肩甲間部に母指圧迫を行う（「肩凝りのマッサージ・指圧法」［p.111～113］を参照）。
② C4—5椎間のヘルニアでは、三角筋の軽い手掌揉捏（**写真227**）、三角筋前側・中側・後側の軽い母指圧迫（**写真228**）、上腕二頭筋の軽い手掌把握揉捏（**写真229**）、軽い母指圧迫（**写真230**）を行う。痛みが伴わない程度に緩やかに行う。
③ C5—6椎間のヘルニアでは、上腕二頭筋の軽い手掌把握揉捏、軽い母指圧迫（「C4—5椎間」と同様）、前腕後側の軽い手掌揉捏（**写真231**）、軽い母指圧迫（**写真232**）、第1、2中手骨骨間部の第1中手骨寄り、第2中手骨寄りの軽い母指圧迫（**写真233**）、母指、第2指の軽い二指揉捏（**写真234**）、軽い二指圧迫（**写真235**）を行う。痛みが伴わない程度に緩やかに行う。
④ C6—7椎間のヘルニアでは、上腕三頭筋の軽い手掌把握揉捏（**写真236**）、軽い母指圧迫（**写真237**）、前腕前側の軽い手掌揉捏（**写真238**）、軽い母指圧迫（**写真239**）、第2、3中手骨骨間、第3、4中手骨骨間の軽い母指圧迫（**写真240**）、第3指の軽い二指揉捏（**写真241**）、軽い二指圧迫（**写真242**）を行う。痛みが伴わない程度に緩やかに行う。
⑥ 軽い揉捏、軽い圧迫を行っているところは、知覚鈍麻や筋力低下などが起こる可能性がある部位であり、それ以外の部分には通常の強さで揉捏・圧迫を行う。

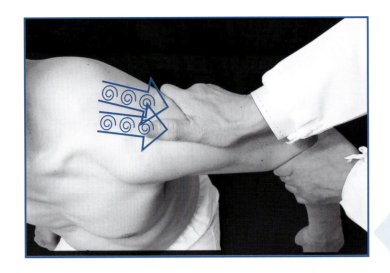

写真227
三角筋の手掌揉捏

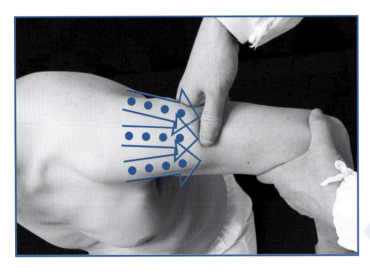

写真228
三角筋前側・中側・後側の母指圧迫

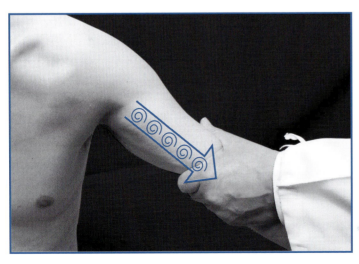

写真229
上腕二頭筋の手掌把握揉捏

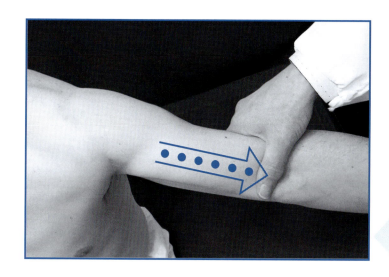

写真230
上腕二頭筋の母指圧迫

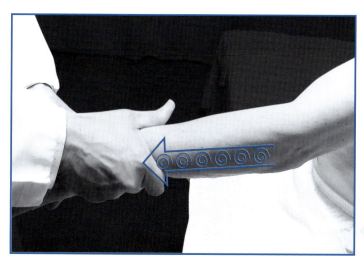

写真231
前腕後側の手掌揉捏

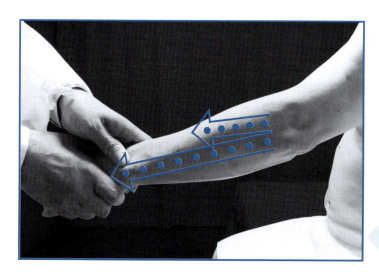

写真232
前腕後側の母指圧迫

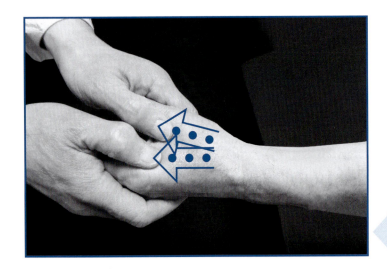

写真233
第1中手骨寄り、第2中手骨寄りの母指圧迫

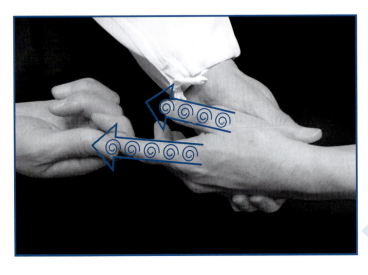

写真234
母指、第2指の二指揉捏

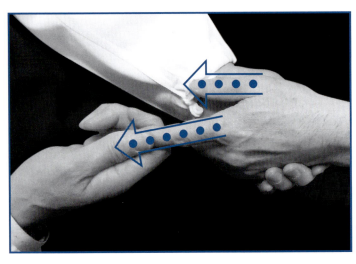

写真235
母指、第2指の二指圧迫

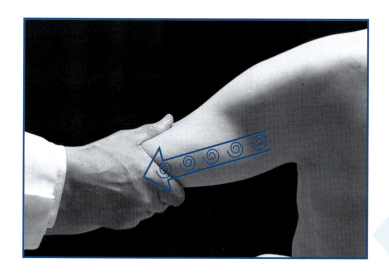

写真236
上腕三頭筋の手掌把握揉捏

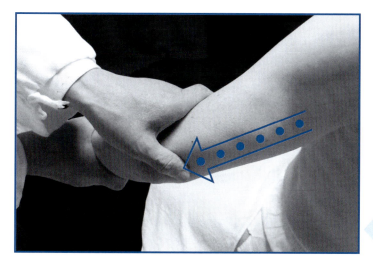

写真237
上腕三頭筋の母指圧迫

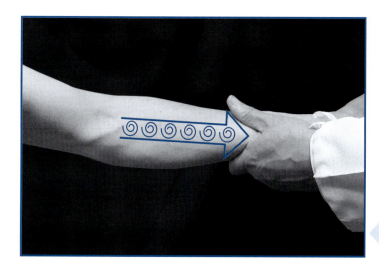

写真238
前腕前側の手掌揉捏

11 頸椎椎間板ヘルニア

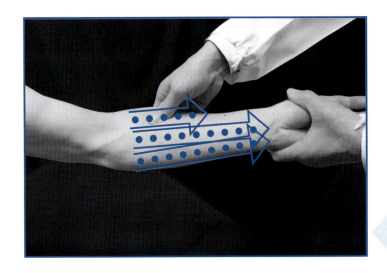

写真239
前腕前側の母指圧迫

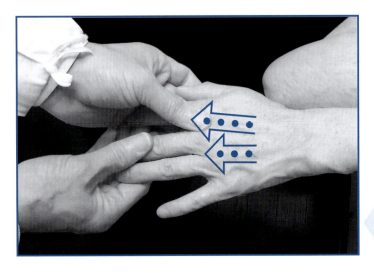

写真240
第2、第3中手骨骨間、第3、第4中手骨骨間の母指圧迫

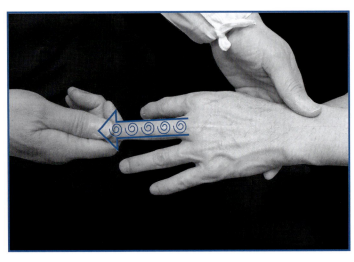

写真241
第3指の二指揉捏

Ⅱ 疾患編

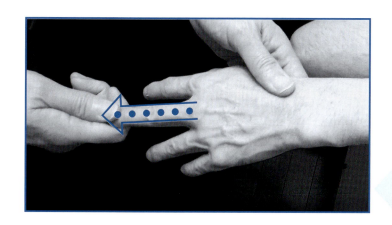

写真242
第3指の二指圧迫

（2）モビライゼーション

　胸椎、頸椎、後頭骨のモビライゼーションを行う。胸椎動揺法（**写真199**［p.119］）、頸椎動揺法（**写真200**［p.119］）を行う。この方法で刺激が強い場合は、間接法の胸椎操作法（**写真201**［p.119］）、頸椎操作法（**写真202**［p.120］）、後頭骨操作法（**写真203**［p.120］）を行う。

（3）運動法

　頸部のアイソメトリックスやストレッチを痛みが出ない程度に行うように指導する（「変形性頸椎症の運動法」［p.127〜129］、**写真217-1**、**写真217-2**、**写真218-1**、**写真218-2**を参照）。疼痛が出たり、しびれが強くなるようなときは中止する。

① **頸部のストレッチ**　無理のない側方へのストレッチを行う。手を使って頭部を傾けるような強いストレッチはしない。8秒間、5回、1日2回行う。

　頭部をまっすぐにし、正面を見る。頭部を右側に傾けた場合は左側の肩を下げるようにして左側の頸部のストレッチを行い、頭部を左側に傾けた場合は右側の肩を下げるようにして右側の頸部のストレッチを行う（**写真243**）。

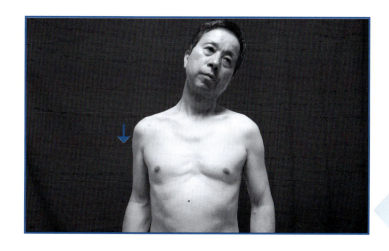

写真243
頸部のストレッチ

12 鞭打ち症

　鞭打ち症は、自動車の追突事故などによって起こる外傷である。頸椎が過伸展または過屈曲し、その反動で反対の方向へ過屈曲または過伸展することで、頸部の軟部組織が損傷を受ける。頸椎や椎間板の損傷はない。

症状

　受傷時から症状が出ることあるが、翌日に頸部痛や頭痛が出現することが多い。頸部の硬直、頸部の伸展制限があり、肩の痛みや上肢への放散痛、手のしびれ、脱力感が起こる。吐気や嘔吐をきたすこともある。3ヶ月以上経過しても症状が軽減しないときは、**バレリュー症候群**が現れることもある。

① **バレリュー症候群**　フランスのバレーとリューによって報告された症候群である。椎骨動脈周囲の交感神経が興奮し、椎骨動脈の循環障害（血管の攣縮）などによって起こると考えられている。後頭部痛、めまい、耳鳴、眼精疲労などの症状がみられる。頸部の損傷によって、交感神経が刺激されるために発症すると考えられている。この症候群は、1～3ヶ月以上経過してから発症することが多いといわれる。頸椎の骨折や脱臼はない。

治療法

　受傷後は頸部は動かさない。頸部への負荷軽減や安静を保つために頸椎カラーを装着する。急性期が過ぎたら（自覚症状の軽快や受傷から約3週間後）、治療を開始する。

（1）マッサージ・指圧法

① 　後頭骨部、頸部、肩上部、肩背部の指圧を行う。特に頸部、肩部の緊張・硬結に対して十分な施術を行う。

・患者は腹臥位で、後頭骨部、頸部、肩上部、肩背、肩甲間部の母指圧迫を行う（「肩凝りのマッサージ・指圧法」［p.111～113］を参照）。

・三角筋後側・外側の母指圧迫、上腕三頭筋の母指指圧を行う（「肩凝りののマッサージ・指圧法」［p.111、113、114］を参照）。

② 　頸部、胸部の指圧を行う。

・患者は仰臥位で、胸鎖乳突筋、鎖骨下部、大胸筋、小胸筋の指圧を行う（「肩凝りのマッサージ・指圧法」［p.114、115］を参照）。

・三角筋前側・外側、上腕二頭筋の指圧を行う（「肩凝りののマッサージ・指圧法」[p.114、116] を参照）。
③　前腕前側、前腕後側、手掌、手背、第1指から第5指の指圧を行う（「肩凝りののマッサージ・指圧法」[p.114、117、118] を参照）。

（2）モビライゼーション

①　胸椎、頸椎、後頭骨のモビライゼーションを行う。直接法よりも刺激の弱い間接法の方がよい。
・間接法の胸椎操作法（**写真201** [p.119]）、頸椎操作法（**写真202** [p.120]）、後頭骨操作法（**写真203** [p.120]）を行う。
②　鎖骨のモビライゼーションを行う。
・間接法で肩鎖関節の上側・下側方向（**写真244**）、胸鎖関節の上側・下側方向（**写真245**）の関節の遊びを確認する。

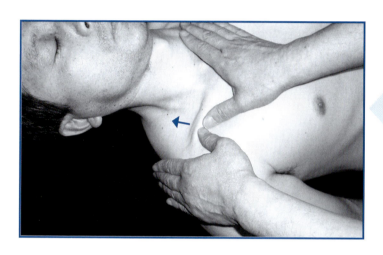

写真244
肩鎖関節の上側・下側方向
[間接法]

検査法は、直接法とほぼ同じ（**写真46** [p.37] を参照）。上側・下側方向に軽く動かして動きを確認し、関節の遊びが大きく動く方に操作する。写真では、上側方向への操作を示す。

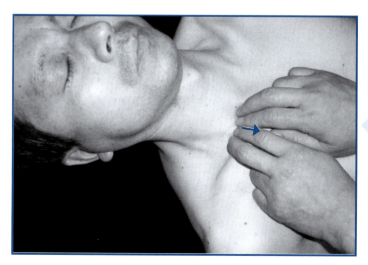

写真245
胸鎖関節の上側・下側方向
[間接法]

検査法は、直接法とほぼ同じ（**写真47** [p.37] を参照）。上側・下側方向に軽く動かして動きを確認し、関節の遊びが大きく動く方に操作する。写真では、下側方向への操作を示す。

（3）運動法

　ゆっくりとスムーズに頸部の運動を行う。頸部の屈曲・伸展・側屈・回旋を痛みのない範囲で行うように指導する。

13 胸郭出口症候群

　腕神経叢と鎖骨下動脈は、前斜角筋と中斜角筋の間、鎖骨と肋骨の間、小胸筋と肋骨（胸郭）の間を走行し、これらの部位で圧迫を受けると、斜角筋症候群、肋鎖症候群、小胸筋症候群が発症する。胸郭出口症候群は、これらの疾患を総称したものである。C7の頸肋やC7の横突起の圧迫が原因であるといわれている。

　胸郭出口症候群は20〜30歳に多く発症し、特になで肩の20歳代の女性に多くみられる。女性の罹患者は、男性の2〜3倍といわれる。

症状

　腕神経叢と鎖骨下動脈が圧迫されることにより、神経障害および血流障害が起こるため、頸肩腕痛、上肢への放散痛、上肢のしびれ、手指や尺側の腕のしびれ、脱力感、頸部・肩上部・肩背・肩甲間部・前胸部にうずくような鈍痛が出現する。

　鎖骨下動脈が前斜角筋と中斜角筋の間、鎖骨と肋骨の間、小胸筋と肋骨（胸郭）の間で圧迫されると、腕は冷たく蒼白になったり、痛みが出たりする。また、手や腕はチアノーゼ様になることもあり、重苦しくなったりする。

　症状を誘発させる徒手的な**モーレイテスト、アドソンテスト、ライトテスト、エデンテスト、ルーステスト（3分間挙上負荷テスト）**を行う。

① **モーレイテスト（Morley Test）**
・前斜角筋を圧迫し、圧痛や前胸部への放散痛が出現するのを確認する。
・患者を坐位にし、検者は患者の前に位置し、胸鎖乳突筋の外側で鎖骨上窩にある前斜角筋を圧迫する（**写真246**）。腕神経叢は前斜角筋の後方を走行しているため、腕神経叢を圧迫することになる。前胸部や上肢に放散痛が起きる場合を陽性とするが、軽い圧迫でも起こることがあるので、左右を圧迫し、健側と比較する。

② **アドソンテスト（Adson Test）**
・前斜角筋を緊張させ、症状の出現、橈骨動脈の脈拍の減弱または停止を確認する。これは、前斜角筋、中斜角筋、頸肋により圧迫されて出現する。
・患者を坐位にし、検者は患者の前に位置し、両側の橈骨動脈の脈拍を確認する（**写真247－1**）。次に、患者の頸部を疼痛側に回旋させ、その位置から伸展させて息を深く吸って止め、橈骨動脈の脈拍の減弱または消失を確認する（**写真247－2**）。
・正常でも脈拍の減弱・消失がみられる場合もあるので、脈拍の減弱・消失と同時に、上肢への症状が再現された場合を陽性とする。

Ⅱ 疾患編

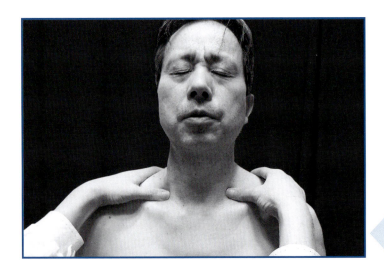

写真246
モーレイテスト

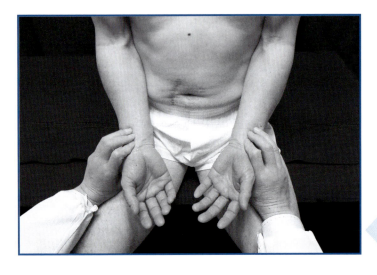

写真247-1
アドソンテスト①

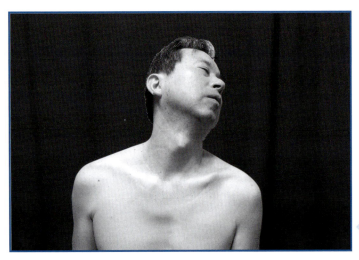

写真247-2
アドソンテスト②

③ ライトテスト（Wright Test）

- 小胸筋と肋骨（胸郭）を圧迫し、症状の出現、橈骨動脈の脈拍の減弱または停止を確認する。これは、小胸筋、肋骨（胸郭）、烏口突起などにより圧迫されて出現する。
- 患者を坐位にし、検者は患者の後方に位置する。患者に肩関節を90°屈曲、肘関節を90°屈曲させ、両側の橈骨動脈の脈拍を確認する（**写真248－1**）。次に、検者は脈拍を確認しながら、肩関節を水平に90°外転方向にゆっくりと移動させる（**写真248－2**）。90°外転するまでに脈拍の減弱・消失を確認する。
- 正常でも脈拍の減弱・消失がみられる場合もあるので、脈拍の減弱・消失と同時に、症状が再現された場合を陽性とする。

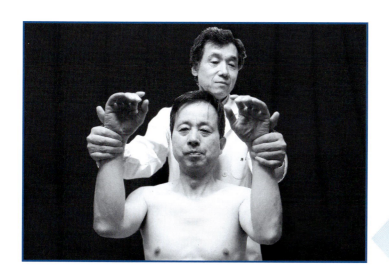

写真248－1
ライトテスト①

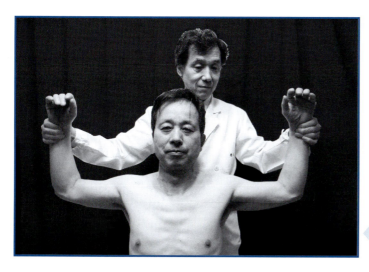

写真248－2
ライトテスト②

④ エデンテスト（Eden Test）
- 肋鎖間隙を圧迫し、症状の出現、橈骨動脈の脈拍の減弱または停止を確認する。これは、鎖骨と肋骨の間で圧迫されて出現する。
- 患者を坐位にし、検者は患者の後方に位置し、患者の患側の橈骨動脈の脈拍を確認する。次に、患者に胸を張らせ、さらに肩を後下方に引き下げさせる（**写真249−1**）。患者が肩を後下方に引き下げることができない場合は、検者が患者の肩を後下方に押す（**写真249−2**）。これをショルダーデプレッションテスト（Shoulder depression test）という（頸部の検査に同一名称のものがあるが、どちらも肩を下げる検査法である）。このときの脈拍の減弱・消失を確認する。
- 正常でも脈拍の減弱・消失がみられる場合もあるので、脈拍の減弱・消失と同時に、症状が再現された場合を陽性とする。

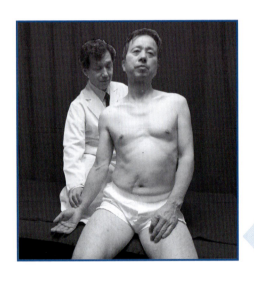

写真249−1
エデンテスト

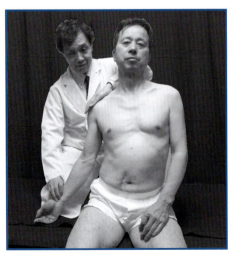

写真249−2
ショルダーデプレッションテスト

⑤ ルーステスト（Roos Test、3分間挙上負荷テスト）

・手指のしびれ、前腕のだるさの出現、持続して挙上できるかどうかを確認する。これは、鎖骨と肋骨の間で腕神経叢が圧迫されて出現する。時に上肢が蒼白、チアノーゼ様となることがある。

・患者に肩関節を90°外転、肘関節90°屈曲させる。その状態で両手の指を3分間屈伸運動させる（**写真250－1、写真250－2**）。手指のしびれや腕がだるくなることにより、その肢位を保持できなくなり、3分経たずに下ろした場合を陽性とする。これは胸郭出口症候群があるときに出現する。

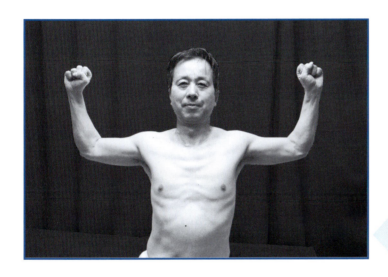

写真250－1
ルーステスト（指の屈曲）

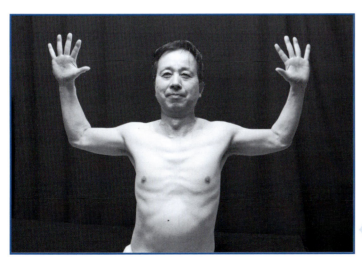

写真250－2
ルーステスト（指の伸展）

治療法

（1）マッサージ・指圧法

① 頸部、前頸部、肩上部、肩背部、鎖骨部、胸部、上肢にかけて指圧を行う。

・患者は腹臥位で、後頭骨部、頸部、肩上部、肩背、肩甲間部の母指圧迫を行う（「肩凝りのマッサージ・指圧法」[p.111～113]を参照）。なお、後頭骨に圧痛や硬結がなければ、後頭骨部の母指圧迫は行わなくともよい。

・三角筋後側・外側への母指圧迫、上腕三頭筋の指圧を行う（「肩凝りのマッサージ・指圧法」[p.111、113、114]を参照）。

② 頸部、胸部の指圧を行う。

・患者は仰臥位で、胸鎖乳突筋、鎖骨下部、大胸筋、小胸筋の指圧を行う（「肩凝りのマッサージ・指圧法」[p.114、115]を参照）。

・三角筋前側・外側、上腕二頭筋の指圧を行う（「肩凝りのマッサージ・指圧法」[p.114、116]を参照）。

③ 前腕部、手部の指圧を行う。

・前腕前側、前腕後側、手掌、手背、第1指から第5指の指圧を行う（「肩凝りのマッサージ・指圧法」[p.114、117、118]を参照）。

（2）モビライゼーション

① 胸椎、頸椎のモビライゼーションを行う。

・胸椎動揺法（**写真199**[p.119]）、頸椎動揺法（**写真200**[p.119]）を行う。この方法で刺激が強い場合は、間接法の胸椎操作法（**写真201**[p.119]）、頸椎操作法（**写真202**[p.120]）法を行う。

② 鎖骨、肋骨のモビライゼーションを行う。

・肩鎖関節の上側・下側方向（**写真46**[p.37]）、胸鎖関節の上側・下側方向（**写真47**[p.37]）、肋骨動揺法（**写真204**[p.120]）を行う。この方法で刺激が強い場合は、間接法の肩鎖関節の上側・下側方向〔間接法〕（**写真244**[p.145]）、胸鎖関節の上側・下側方向〔間接法〕（**写真245**[p.145]）、肋骨操作法〔間接法〕（**写真205**[p.121]）を行う。関節の遊びを確認する。

③ 鎖骨上部、前斜角筋、胸鎖乳突筋の圧痛点に押圧法を行う。

（3）運動法

① 脊柱起立筋、肩甲挙筋、肩腱板筋群、大胸筋および前鋸筋などを強化するために、「胸郭出口症候群の体操（阿部正隆氏による方法）」[37)]を指導する。特に、脊柱起立筋、肩甲挙筋、前鋸筋の強化を行い、なで肩を改善する。

② 重い物を持ち上げたり、上肢を上げて行う仕事、リュックサックを背負うなどによって症状が出現する場合もあるので、これらを避ける。症状が出現した場合は、「胸郭出口症候群の体操」を行い、筋力強化に努める。

（4）胸郭出口症候群の体操

　1つの運動を10秒間、2～3回、1日5～6回行う。1～2kgの弱い力で「軽く押す」「止める」を繰り返す。力を入れている間は息を吐きながら行う。

　A　胸郭の出口を拡大させ、前鋸筋などを強化する運動

　❶リラックスした状態で自然に呼吸をする。背筋をまっすぐに伸ばし、目は正面を向ける。その状態で両肩を上げ、耳に近づけるようにする（**写真251**）。

　❷❶のままの姿勢で肩を前方に出し、鎖骨の上にくぼみができるようにする（**写真252**）。

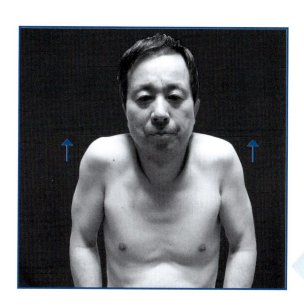

写真251
胸郭出口症候群の体操A❶

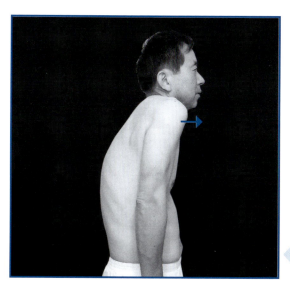

写真252
胸郭出口症候群の体操A❷

❸肩を上げ、肩を前方に出した状態のまま両肘で腋窩の下方の脇を締め、さらに肘関節を90°屈曲する。そのとき、前腕は回内・回外中間位である（**写真253**）。
❹右手で拳をつくり、その上を左手で覆うようにつかむ。次に、右の拳を前方に押し出すが、特に右肩を前に出すようにする。その動きを拳をつかんでいる左手で止めるようにする（**写真254**）。そのとき、鎖骨の上がくぼんでいるようにする。この動作を左右の手を入れ替えて行う。

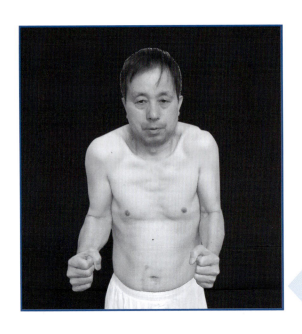

写真253
胸郭出口症候群の体操A❸

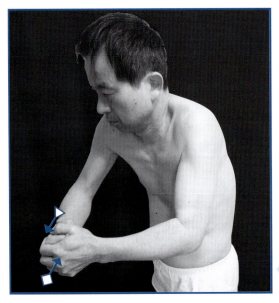

写真254
胸郭出口症候群の体操A❹

B 肩腱板筋群などを強化する運動
　❶Aの❶〜❸の方法の状態で行う。そのとき、前腕は回外位にする（肩は前方に出す）。
　❷両手で拳をつくり、両小指球と両小指をつけるようにし、腹部の前で左右から互いに押す（**写真255**）。
　❸左手で右手の手関節をつかみ、右手をその状態から外旋する。その動きを手関節をつかんでいる左手で止めるようにする（**写真256**）。この動作を左右の手を入れ替えて行う。

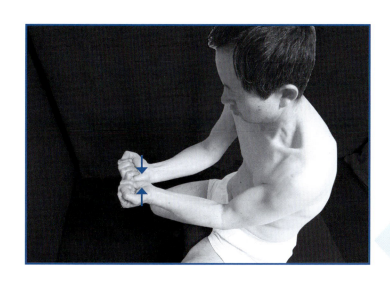
写真255
胸郭出口症候群の体操B❷

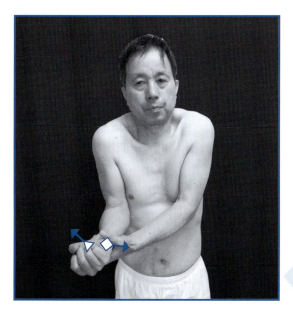
写真256
胸郭出口症候群の体操B❸

14 腰椎椎間板ヘルニア（LDH）

　髄核や椎間板組織が脱出して神経根を圧迫することによって、腰部や下肢に疼痛を起こすものを腰椎椎間板ヘルニア（LDH）という。

　20〜30歳代に好発し、次に10歳代、50〜60歳代に多くみられる。若年者では、激しいスポーツや重い物を持ち上げたりすることによる力学的負担が原因となることが多く、髄核が線維輪を破って脱出する。中高年者では、椎間板の退行変性で起こることが多く、後方の線維輪が椎体から剥がれて起こるといわれている。

　L4−5間椎間板に多く発症し、次にL5−S間椎間板でみられる。上位のL3−4間椎間板にはまれに起こる。

症状

　通常、L4−5間椎間板ヘルニアではL5神経根、L5−S間椎間板ヘルニアではS1神経根、L3−4間椎間板ヘルニアではL4神経根が圧迫される。それぞれの神経に支配される下肢・足部の部位に疼痛、感覚障害、筋力低下による運動障害など、様々な症状が出現する。

（1）症状

　主訴として、腰部から一側の下肢部にかけて強い疼痛が出現する。安静により軽快するが、身体を動かす作業や運動などによって痛みが強くなる。

　徐々に進行するものは、慢性の腰痛が反復し、腰部・下肢に違和感が起こり、それが継続してから急に強い重苦しい疼痛が腰殿部から下肢にかけて起こる。前屈位・立位の保持などの同一姿勢により出現しやすい。

　急性に起こるものは、重い物を持ち上げるなどの作業で起こることが多く、最初は強い腰痛が出て痛みのために身体が動かせなくなる。その後、腰痛は軽減するが、下肢に痛みやしびれが出現する。咳やきばったりすることなどにより、痛みが増強する。

　急性期には疼痛は激しく、**疼痛性跛行**がみられたり、疼痛を避けようとする**非構築性側弯**が生じ、立位では腰椎の前弯が消失する。腰背筋は筋緊張を起こしており、屈曲制限により側弯が起きる。さらに下肢痛側への側屈、伸展も制限されることもある。そのとき、側弯を矯正するように下肢痛側に回旋・側屈・伸展をすると下肢痛が起こることがある。これは、**ケンプテスト**と同様の体幹の動きとなる。

① **疼痛性跛行**　急性期には疼痛が強いため、腰に手を当てたり、上体をやや前屈したり、片側の膝を曲げたり、疼痛と反対側に上体を傾けたりして歩行をする。このような疼痛による歩行異常を疼痛性跛行という。

② 構築性側弯と非構築性側弯
- 構築性側弯…椎体の楔状変形などにより起こる側弯である。椎体が凸になっている方向へのねじれ、自分で矯正ができない。
- 非構築性側弯…疼痛を避けるため、主に痛い方の反対側に曲げることにより起こる側弯である。痛みの原因を取り除くことにより、側弯が改善される。

③ ケンプテスト（Kenp's Test）　患者は立位または坐位で、検者は後方に位置する。検者は一方の手で患者の患側の骨盤を支えるようにし、他方の手で患者の健側の肩を患側に回旋・側屈・伸展を同時に行う（**写真257**）。坐骨神経に沿った殿部・下肢に疼痛が誘発された場合を陽性とする。

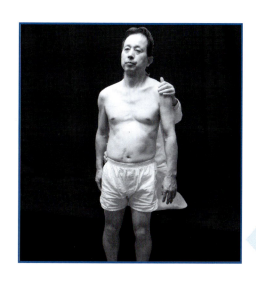

写真257 ケンプテスト

（2）鑑別診断・検査

L4－5間椎間板ヘルニア、L5－S間椎間板ヘルニアでは**SLRテスト**は陽性となる。また、SLRテストの確定の判断手技として**ブラガードテスト**がある。

L3－4間椎間板ヘルニアでは**FNSテスト（大腿神経伸展テスト）** が陽性となる。

椎間板ヘルニアが腰部脊柱管狭窄と合併して起こることもある。

① **SLRテスト（Straight leg raising test）**　患者は仰臥位で、検者は患者の脇に位置し、患者の検査をする下肢を伸展位にする。一方の手で患者の下腿遠位部を持ち、他方の手は膝蓋骨の前面に置き、膝関節を伸展位に保持する。下腿遠位部を持った手で膝関節を伸展位のままゆっくりと下肢を挙上していく（**写真258**）。70°以上で疼痛がないまま挙上できれば正常とする。70°未満で殿部や下肢後面の坐骨神経に沿って疼痛が誘発された場合を陽性とする。陽性のときは、L4—5間椎間板ヘルニアまたはL5—S間椎間板ヘルニアの可能性が疑われる。しかし、股関節疾患などによって起こる疼痛とは鑑別するようにする。

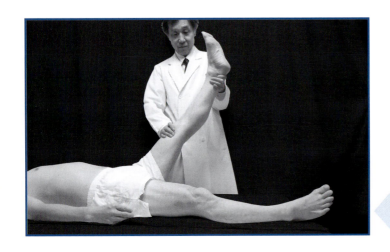

写真258
SLRテスト

② **ブラガードテスト（Bragard Test）** SLRテストが陽性の場合、陽性となった角度より5°くらい下げて、SLRテストによる疼痛が消失したことを確認する。その位置から下肢を伸展したままで足関節を背屈する（**写真259**）。SLRテストと同様に殿部や下肢後面の坐骨神経に沿って疼痛が誘発された場合を陽性とする。陽性のときは、仙腸関節、股関節は動かないので、SLRテストの確定の判断手技となる。

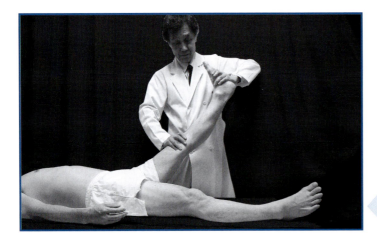

写真259
ブラガードテスト

③ **FNSテスト（Femoral nerve stretch test、大腿神経伸展テスト）** 患者は腹臥位で、検者は患者の脇に位置する。患者の膝関節を踵が殿部につくくらい屈曲し、痛みの誘発を確認する。誘発がみられない場合は、膝関節の上方の大腿前側の下に検者の手を挿入し、大腿を上方に上げて股関節を伸展する（**写真260**）。膝関節の屈曲または股関節の伸展で大腿神経に沿って大腿前面に疼痛が誘発された場合を陽性とする。陽性のときは、上位腰椎椎間板であるL3―4間椎間板ヘルニアの可能性が疑われる。

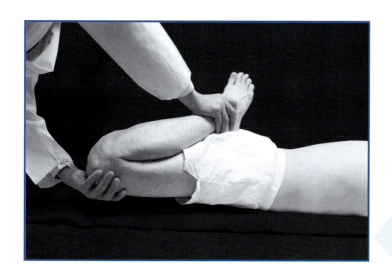

写真260
FNSテスト

（3）圧痛部位

　痛みは、坐骨神経の走行に一致する。圧痛部位は、上後腸骨棘と大転子の中間、大腿後面の中央、下腿後側の腓腹筋の上から1/3より少し外側の3箇所に多く出やすく、次に上後腸骨棘と大転子の中間の上方、さらにその外側、腓腹筋とアキレス腱の移行部の外側、下腿前面の上方、腓骨頭の前下方などに出現する（**図41-1**、**図41-2**）。

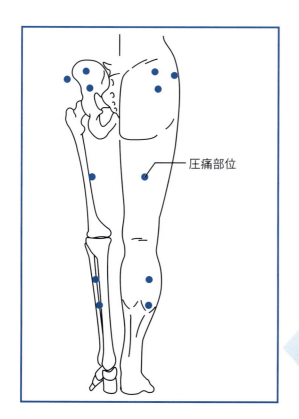

図41-1
殿部、下肢後側の圧痛部位

左側が骨格、右側が体表面を示す。

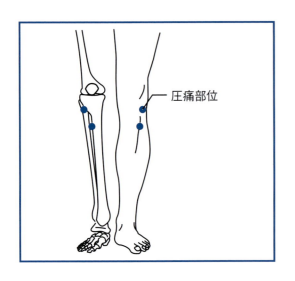

図41-2
下肢前側の圧痛部位
左側が骨格、右側が体表面を示す。

（4）椎間板ヘルニアの部位と症状

① **L3-4間**　膝蓋腱反射（**写真261**）の低下・消失、下腿内側の知覚鈍麻（**図42**）、前脛骨筋（L4）、大腿四頭筋（L3、L4）の筋力低下などが出現する。

② **L4-5間**　下腿外側・足背・母趾から第4趾までの知覚鈍麻（**図43**）、長母趾伸筋（L5）、中殿筋（L5）、長・短趾伸筋（L5）の筋力低下などが出現する。反射テストはない。

③ **L5-S間**　アキレス腱反射（**写真262**）の低下・消失、踵側・足外側の知覚鈍麻（**図44**）、長・短腓骨筋（S1）、腓腹筋、ヒラメ筋（S1、S2）、大殿筋（S1）の筋力低下などが出現する。

④ **腰椎の正中**　両下肢への運動障害、感覚障害、排尿障害が出現する。腰椎の正中ヘルニアは不適である。

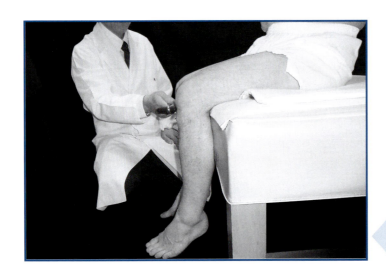

写真261
膝蓋腱反射の検査

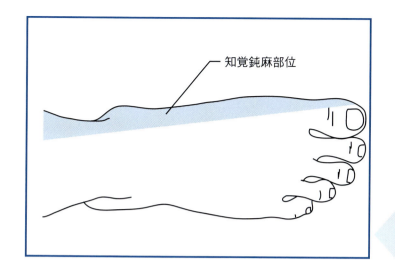

図42
下腿内側の知覚鈍麻部位

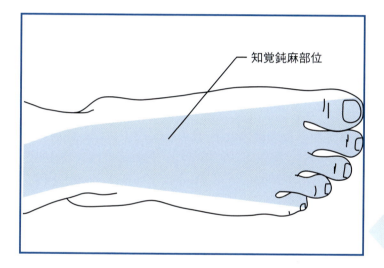

図43
下腿外側・足背・母趾から
第4趾までの知覚鈍麻部位

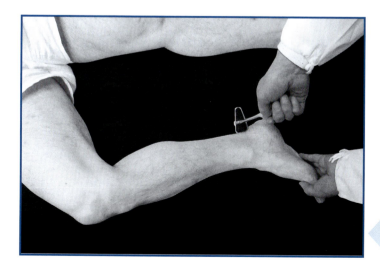

写真262
アキレス腱反射の検査

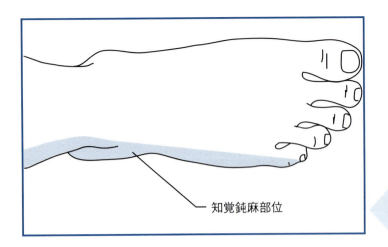

図44
踵側・足外側の知覚鈍麻部位

知覚鈍麻部位

（5）筋力検査

① **前脛骨筋、大腿四頭筋の筋力低下（L3-4間）** 前脛骨筋の筋力検査を行う。検者は患者の足の前に位置する。検者は一方の手で患者の下腿遠位部を固定し、他方の手の母指球を患者の第1中足骨および第1中足骨頭の背側に当てる。患者に足関節の背屈および内がえしをさせ、検者はそれに抵抗するように力を加える（**写真263**）。左右の筋力を比較する。

② **長母趾伸筋、中殿筋、長・短趾伸筋の筋力低下（L4-5間）** 長母趾伸筋の筋力検査を行う。検者は患者の足の前に位置する。検者は一方の手で患者の足関節を固定し、他方の手の母指で患者の母趾の爪甲の上に当てる。患者に母趾を伸展させ、検者はそれに抵抗するように力を加える（**写真264**）。このとき、検者の母指が患者の趾節間関節にまで抵抗を加えると、短趾伸筋の母趾の伸筋が働くことがあるので、趾節間関節まで抵抗を加えないようにする。左右の筋力を比較する。

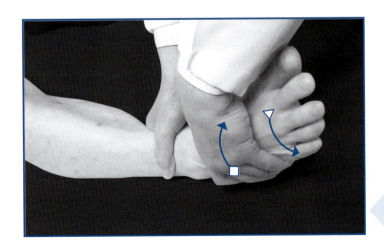

写真263
前脛骨筋の筋力検査

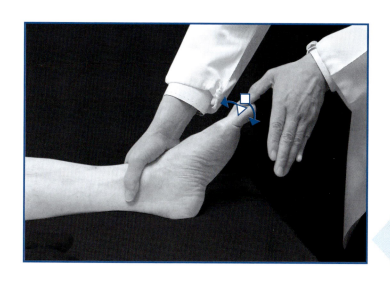

写真264
長母趾伸筋の筋力検査

③ **長・短腓骨筋、腓腹筋、ヒラメ筋、大殿筋の筋力低下（L5-S間）** 長・短腓骨筋の筋力検査を行う。検者は患者の足の前に位置する。検者は一方の手で患者の下腿遠位部を固定し、他方の手で第5中足骨および第5中足骨頭の背側に小指球を当てる。患者に足関節の底屈および外がえしをさせ、検者はそれに抵抗するように力を加える（**写真265**）。左右の筋力を比較する。

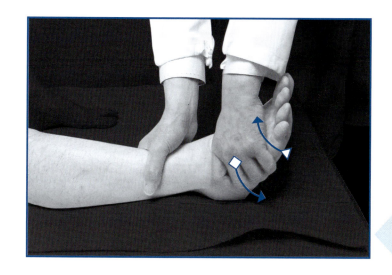

写真265
長・短腓骨筋の筋力検査

④ **腰椎の正中ヘルニア** 髄核は、普通は中心からずれて脱出して、片側の神経根を刺激する場合が多いため、下肢への症状も片側に出現する。正中ヘルニアは、中心に髄核が脱出するため、下肢への疼痛やしびれ、感覚障害、運動障害が両下肢に出現する。早期に尿閉、残尿、尿漏れなどの排尿障害が起こる。

治療法

　急性期には安静状態にし、動きによってあまり痛みが出ないように、ある程度の運動制限をする。動けるようになったら、腹筋、背腰筋の強化に努め、筋肉による腰部脊椎の支持力を強くする。

　筋力が弱い場合は、一時的にコルセットで腰部脊椎の支持力を強くすることも必要である。

（1）マッサージ・指圧法

　腰部の筋緊張、硬結、圧痛部には十分に施術を行う。腰部、殿部、下肢などの伸展法（SLR）を行う。

① 背腰部の指圧を行う。
- 患者は腹臥位で、肩甲骨下部の第8胸椎付近から第5腰椎まで脊椎のすぐ脇に母指圧迫、その約2横指外側に母指圧迫（**写真266**）を身体の中心に向かって行う。
- 腰方形筋（**図45**）の外側に対して内側方向へ母指圧迫（**写真267**）を行う。
- 骨盤上部に対して骨盤内側方向へ母指圧迫（**写真268**）を行う。

② 殿部の指圧を行う。
- 仙骨側縁（**図46**）の母指圧迫（**写真269－1**）、梨状筋（**図47**）付近の母指圧迫（**写真269－2**）、中殿筋（**図48**）付近の母指圧迫（**写真269－3**）を行う。

③ 下肢の指圧を行う。
- 患者は腹臥位で、大腿後側中央の母指圧迫（**写真270**）、内側・外側の手根圧迫（**写真271**）、下腿後側中央の母指圧迫（**写真272**）、内側・外側の母指圧迫、四指圧迫（**写真273**）を行う。
- 患者は仰臥位で、大腿前側の手根圧迫（**写真274**）、母指圧迫（**写真275**）、下腿外側の腓骨部、前側の母指圧迫（**写真276**）を行う。

④ L3—4間椎間板ヘルニアでは、大腿前面の軽い手根圧迫、軽い母指圧迫、下腿前側の軽い母指圧迫を行う。痛みが伴わない程度に緩やかに行う。

⑤ L4—5間椎間板ヘルニアでは、中殿筋の軽い母指圧迫、下腿前側・外側の軽い母指圧迫、足背の第1から第4中足骨、第1、2中足骨間、第2、3中足骨間、第3、4中足骨間、第4、5中足骨骨間に軽い母指圧迫（**写真277**）、足趾の軽い二指圧迫を行う。痛みが伴わない程度に緩やかに行う。

⑥ L5—S間椎間板ヘルニアでは、仙骨側縁、梨状筋付近（大殿筋）の軽い母指圧迫、下腿外側腓骨部の軽い母指圧迫、下腿後側中央の軽い母指圧迫、内側・外側の軽い母指圧迫、四指圧迫を行う。痛みが伴わない程度に緩やかに行う。

⑦ 軽い指圧を行うところは、知覚鈍麻や筋力低下などが起こる可能性がある部位であり、それ以外の部分には通常の強さで圧迫を行う。

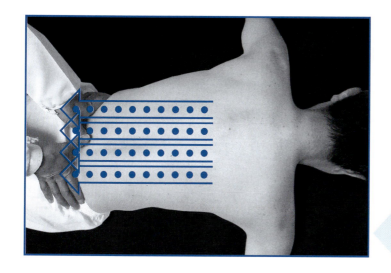

写真266
第8胸椎付近から第5腰椎までの母指圧迫

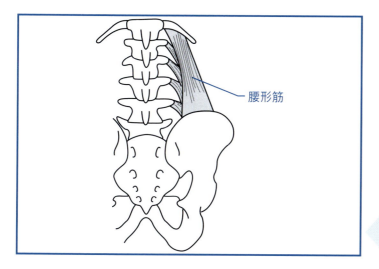

図45
腰方形筋

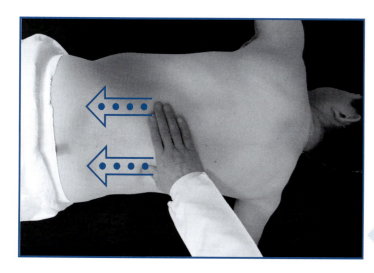

写真267
腰方形筋の母指圧迫

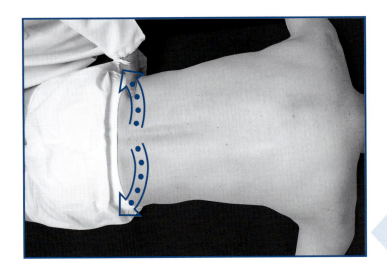

写真268
骨盤上部の母指圧迫

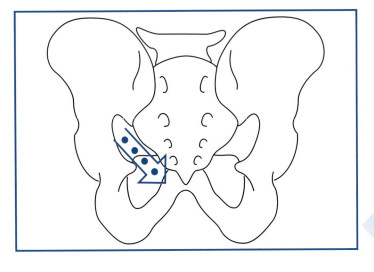

図46
仙骨側縁

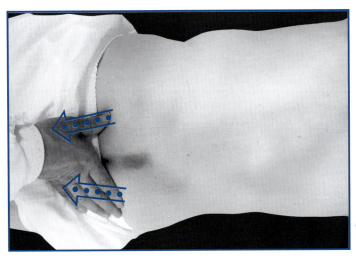

写真269-1
仙骨側縁の母指圧迫

Ⅱ 疾患編

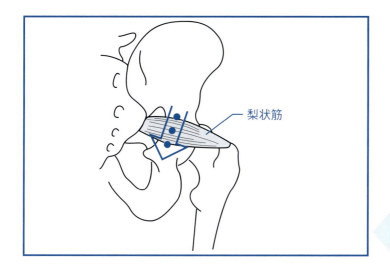

図47
梨状筋

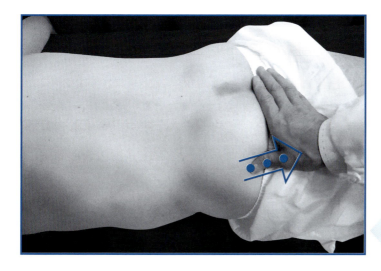

写真269-2
梨状筋付近の母指圧迫

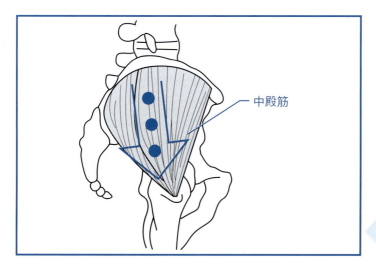

図48
中殿筋

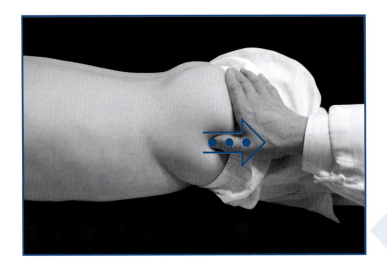

写真269-3
中殿筋付近の母指圧迫

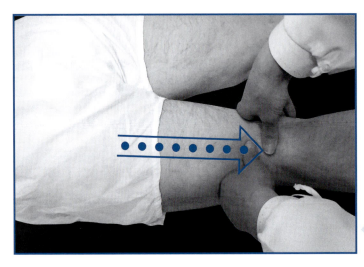

写真270
大腿後側中央の母指圧迫

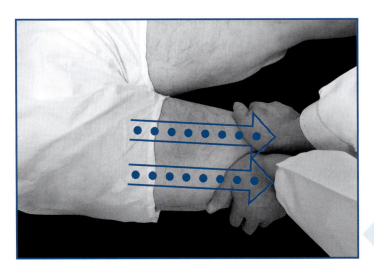

写真271
大腿後側内側・外側の手根圧迫

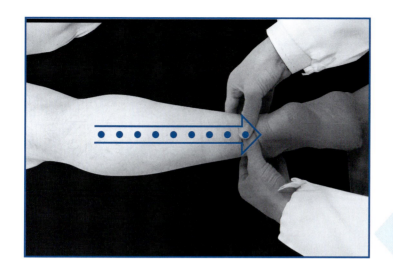

写真272
下腿後側中央の母指圧迫

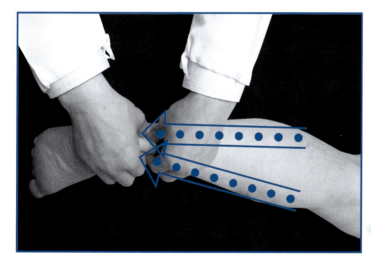

写真273
下腿後側内側・外側の母指圧迫、四指圧迫

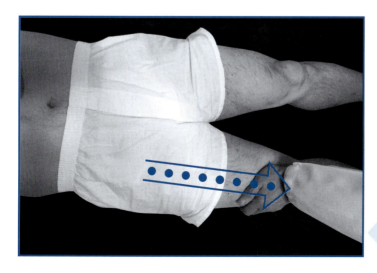

写真274
大腿前側の手根圧迫

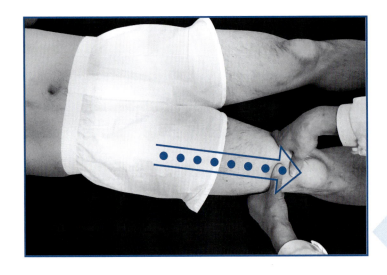

写真275
大腿前側の母指圧迫

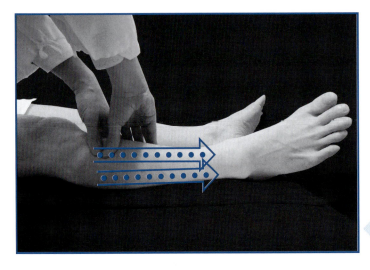

写真276
下腿外側の腓骨部、前側の母指圧迫

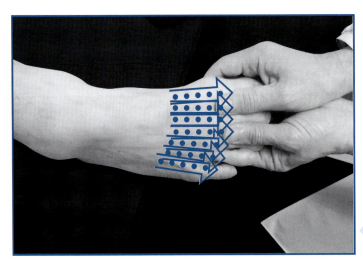

写真277
足背の母指圧迫

（2）モビライゼーション

① 仙骨、腰椎などのモビライゼーションを行う。

・仙骨動揺法（**写真278**）、腰椎動揺法（**写真279**）を行う。腰椎動揺法で股関節に痛みが出る場合は、腰椎・腸骨動揺法（**写真280**）を行う。この場合、股関節のモビライゼーションが必要なこともある。これらの方法で痛みが出たり、刺激が強い場合は、間接法の仙骨操作法（**写真281**）、腰椎操作法（**写真282**）を行う。

② 硬結、圧痛などには押圧法を行う。

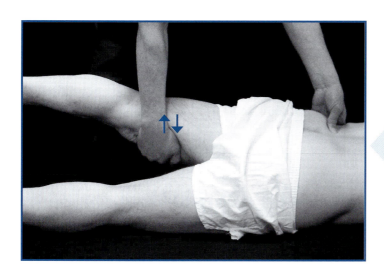

写真278
仙骨動揺法

検者は、内側手を患者の膝上方に下から挿入し、外側手の母指を上後腸骨内側の仙骨に押し当てる。大腿部を上げ、上下に動揺させながら仙腸関節の遊びをつけていく。

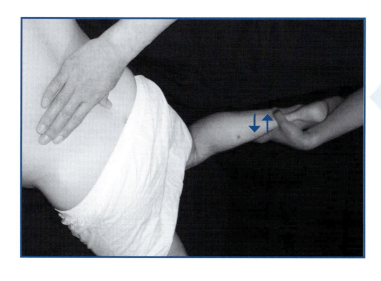

写真279
腰椎動揺法

患者の内側の膝を90°屈曲する。検者は、足方手で患者の足首を持ち、頭方手の母指を患者の第5腰椎の棘突起に当てる。患者の股関節を内旋させながら、第5腰椎から第11胸椎まで移動して脊椎の動きを確認する。触れやすい方に母指を当てて操作する。

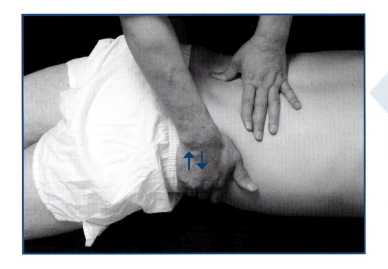

写真280
腰椎・腸骨動揺法

検者は、足方手の手掌を患者の外側の上前腸骨棘に下から挿入し、頭方手の母指を患者の第5腰椎の棘突起に当てる。患者の上前腸骨棘を持ち上げながら、第5腰椎から第11胸椎まで移動して脊椎の動きを確認する。触れやすい方に母指を当てて操作する。

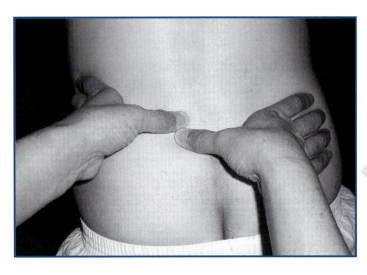

写真281
仙骨操作法［間接法］

検者は、患者の左右の仙腸関節の遊びを確認する。仙腸関節の遊びが大きい方に両母指を当てて操作する。

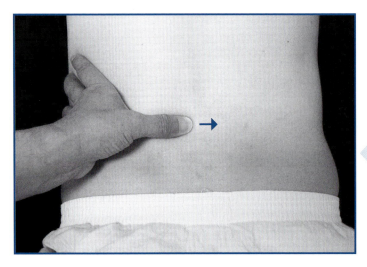

写真282
腰椎操作法［間接法］

検者は、両母指で患者の腰椎棘突起を左右に動かし、関節の遊びを確認する。関節の遊びが大きい方の棘突起に母指を当てて操作する。

Ⅱ　疾患編

（3）運動法

① **腹筋、背腰筋の強化運動**　腰椎椎間板ヘルニアでの筋肉の強化運動は、痛みが出ないように強い運動は行わないようにする。疼痛が出る場合は中止する。

・腹筋…患者はベットに仰臥位になり、両膝を立てる。両上肢を伸展し、両手が両膝につくように上体を上げていく（**写真283**）。

　この方法で痛みが出たり、きついときは、頸部を屈曲するようにして自分の臍を見るようにする（**写真284**）。これを10回くらい行う。

・背腰筋…患者はベットに仰臥位になり、両膝を曲げ、両手を胸の前に置く。ベットから殿部を上げていき、背部もベットから離れるようにする（**写真285**）。無理をせず、状態をみながら行う。初めは背部がベットから離れる程度でよい。

　この方法で痛みが出たり、きついときは、壁に向かって両下肢を前後に開いて立つ。両手を壁につけ、前の下肢の膝を曲げながら前方に出すようにゆっくり壁を押す（**写真286**）。次に、足を替えて行う。これを各10回くらい行う。

② **ストレッチ**

・殿部（中殿筋、小殿筋）のストレッチ…患者は仰臥位になり、足を組むように右大腿前側に左下腿を乗せる。両手で右大腿を持ち、胸につけるように引き寄せる。左中殿筋、左小殿筋のストレッチになる（**写真287**）。次に足を替えて行う。無理をせず、ゆっくり行うようにする。

・腰部、股関節外転筋群のストレッチ…患者は仰臥位になり、両下肢を伸展する。片側の膝関節を屈曲し、反対側の下肢の膝の外側に足をつける。伸展している下肢の側の手で反対側の膝をつかみ、つかんだ手の方向にベットにつくようにストレッチをする（**写真288**）。このとき、両肩がベットから離れないようにする。

・股関節内転筋群のストレッチ…ベットの上にあぐらをかくように座り、両足の裏を合わせるようにする。両膝の内側を両手で両膝の外側がベットにつくようにストレッチをする（**写真289**）。

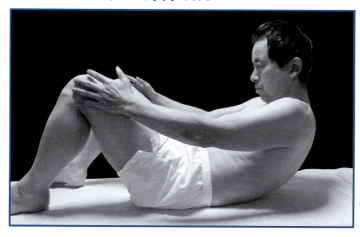

写真283
腹筋の強化運動

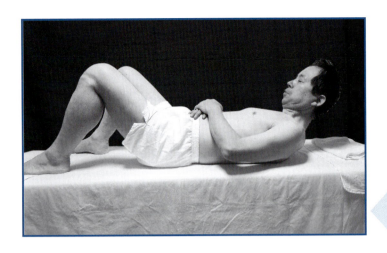

写真284
軽い腹筋の強化運動

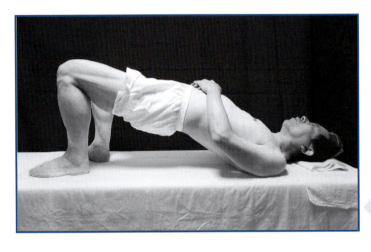

写真285
背腰筋の強化運動

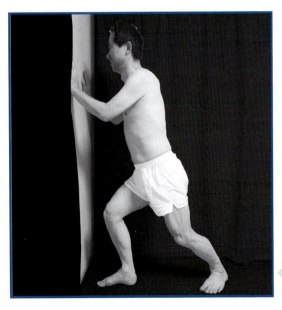

写真286
軽い背腰筋の強化運動

Ⅱ 疾患編

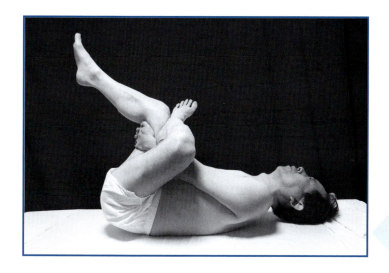

写真287
殿部のストレッチ

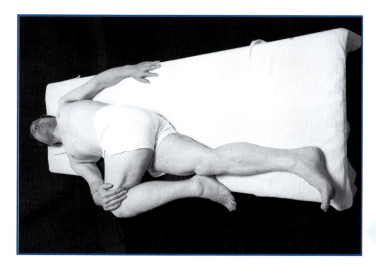

写真288
腰部、股関節外転筋群のストレッチ

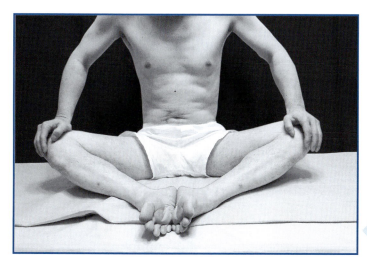

写真289
股関節内転筋群のストレッチ

15 脊椎すべり症

脊椎すべり症は、椎骨が下にある椎骨より前方にすべるもので、原因によって、**先天性脊椎すべり症、脊椎分離すべり症**に分けられる。

① **先天性脊椎すべり症** L5椎で起こり、S1椎との関節突起の形成不全によって発症する。

② **脊椎分離すべり症** 多くはL5椎で起こり、関節突起間部の骨折により、脊椎分離が起こる。脊椎分離症は、激しいスポーツをする10歳以上の男性に多くみられる。

症状

L5椎のすべりが多く、次にL4椎のすべりが多くみられる。腰部から大腿後側にかけての痛みや筋緊張感、重圧感などが生じ、腰椎の前弯が増強する。SLRテスト（[p.157]　**写真258**［p.158］）は陰性であるが、ハムストリングス（**図49**）の緊張により下肢の挙上が制限されることがある。

触診により、L4—5、L5—Sの棘突起に一部だけ凹んだ段差がみられることもある。この段差を階段変形という。

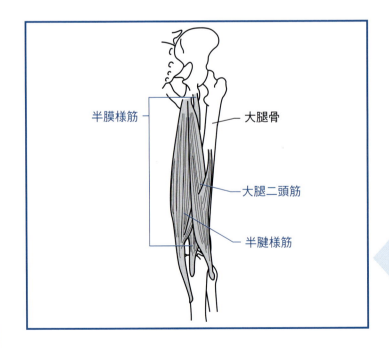

図49
ハムストリングス

ハムストリングスは、大腿二頭筋、半膜様筋、半腱様筋の3つの筋肉からなる。

治療法

　高度のすべりによる知覚鈍麻、筋力低下、麻痺などがある場合は、不適となる場合がある。

（1）マッサージ・指圧法

① 背腰部、殿部、下肢のマッサージ・指圧を行う。特に、筋緊張、硬結、圧痛部には十分に施術を行う。

・患者は腹臥位で、背腰部、殿部の指圧を行う（「腰椎椎間板ヘルニアのマッサージ・指圧法」[p.164〜168]を参照）。

・大腿部、下腿部の下肢の指圧を行う（「腰椎椎間板ヘルニアのマッサージ・指圧法」[p.164、168〜170]を参照）。

② 腰部、殿部、下肢などの伸展法（SLR）を行い、ハムストリングスの緊張を伸展するようにする。

（2）モビライゼーション

① 仙骨、腰椎などのモビライゼーションを行う。

・仙骨動揺法（**写真278**[p.171]）、腰椎動揺法（**写真279**[p.171]）を行う。腰椎動揺法で股関節に痛みが出る場合は、腰椎・腸骨動揺法（**写真280**[p.172]）を行う。これらの方法で痛みが出たり、刺激が強い場合は、間接法の仙骨操作法（**写真281**[p.172]）、腰椎操作法（**写真282**[p.172]）を行う。

② 硬結、圧痛などには押圧法を行う。

（3）運動法

　腹筋、背腰筋の強化を適宜選択して指導する（「腰椎椎間板ヘルニアの運動法」[p.173、174]を参照）。腹筋、背腰筋の強化により、腰部脊椎の支持力が強くなる。

　筋力が弱い場合は、一時的にコルセットで腰部脊椎の支持力を強くすることも必要である。

16 変形性脊椎症

　変形性脊椎症は、加齢による椎間板の退行変性によって起こる。さらに、椎骨、椎間関節、靱帯なども変性し、神経を刺激したり圧迫したりして、様々な症状が出現する。50歳以上になると、ほとんどの者に起こるが、X線上に顕著に変化がみられても症状が出ないことも多い。

症状

　主な症状としては、慢性的な腰痛である。疼痛は、特に起床時からの動作の開始時や同一姿勢から次の動作に移るときに強く出るが、しばらく動いているうちに、痛みは軽減してくる。
　脊椎の左右非対称の変形により、側弯を起こしたり、農作業などにより腰が曲がったりする。腰椎の前弯の減少や腰椎の後弯などが起こると、下肢のしびれ、殿部の疼痛、下腿の知覚障害、筋力低下などの神経根障害が出現することもある。

治療法

（1）マッサージ・指圧法
　① 肩背部、背腰部のマッサージ・指圧を行う。殿部や下肢にも症状が出ている場合は、殿部、下肢にも施術を行う。特に、それらの部位の筋緊張や硬結、圧痛部位には十分に施術を行う。
　・患者は腹臥位で、肩上部、肩背、肩甲間部の指圧を行う（「肩凝りのマッサージ・指圧法」［p.111 〜 113］を参照）。
　・背腰部、殿部の指圧を行う（「腰椎椎間板ヘルニアのマッサージ・指圧法」［p.164 〜 168］を参照）。
　② 大腿部、下腿部の指圧を行う（「腰椎椎間板ヘルニアのマッサージ・指圧法」［p.164、168 〜 170］を参照）。

（2）モビライゼーション
　① 仙骨、腰椎、胸椎などのモビライゼーションを行う。
　・仙骨動揺法（**写真278**［p.171］）、腰椎動揺法（**写真279**［p.171］）を行う。腰椎動揺法で股関節に痛みが出る場合は、腰椎・腸骨動揺法（**写真280**［p.172］）を行う。これらの方法で痛みが出たり、刺激が強い場合は、間接法の仙骨操作法（**写**

真281［p.172］)、腰椎操作法（**写真282**［p.172］）を行う。
・胸椎動揺法（**写真199**［p.119］）を行う。この方法で痛みが出たり、刺激が強い場合は、間接法の胸椎操作法（**写真201**［p.119］）を行う。

② 　硬結、圧痛などには押圧法を行う。

（3）運動法

　腹筋、背腰筋の強化運動などを適宜選択して指導する（「腰椎椎間板ヘルニアの運動法」［p.173、174］を参照)。

17 腰部脊柱管狭窄症

　脊柱管狭窄症は、何らかの原因により、神経根および馬尾神経がその周囲の軟部組織や骨などで圧迫されることで起こる。しかし、脊柱管狭窄は、これだけで起こるものではなく、他の腰部疾患と関連しているといわれている。

　多くの脊柱管狭窄症は、変形性腰椎症から起こることが多く、これは男性に多く発症する。女性では、**腰椎変性すべり症**から起こる場合が多く、L4-5椎間に好発する。

① **腰椎変性すべり症**　無分離すべり症ともいわれ、腰部脊柱管狭窄症と同様の症状が出現する。歩行により殿部や大腿部に疼痛が起こり、一時的に歩けなくなるが、身体を屈曲したり、しゃがんだりすると疼痛がなくなり、再び歩けるようになる。椎間関節や椎間板の変性により椎間が不安定となり、椎体のすべりが起こると考えられている。大部分は、L4椎の変性すべり症である。

　　中年以降（40歳以上）の女性に多く発症する。これは、女性ホルモンが関係していると考えられている。

症状

　神経根性は歩行により下肢へ疼痛が起こり、**神経性間欠跛行**を呈する。腰痛はそれほど強くは出ないが、殿部から下肢後側への疼痛や大腿から下腿にかけてのしびれなどの神経症状が片側性に出現することが多い。時に両側性に現れることもある。跛行の原因の鑑別が必要である。

① **神経性間欠跛行**　神経性間欠跛行の疼痛は、身体を屈曲したり、しゃがんだり、坐位による休息をとると症状がなくなり、歩けるようになる。逆に、腰を反らせるような姿勢をとると症状が出現する。これは、腰椎を伸展すると脊柱管が狭くなり、屈曲すると広がるからである。

② **血管性間欠跛行**　閉塞性動脈硬化症により出現し、間欠跛行は神経性と同じように疼痛により起こる。症状の発生部位は、腓腹部で重く痛くなる。屈曲や坐位では症状は改善しないが、立ち止まって休むとよくなる。足背動脈（足の足背で長母趾伸筋腱の外側付近）の脈拍（**写真290**）が減弱または消失する。

③ **馬尾性**　疼痛はなく、両殿部から両下肢や会陰へのしびれ、灼熱感・冷感・ほてり・絞扼感などの異常感覚、下肢の脱力感もある。アキレス腱反射が消失していることが多い。時に、残尿感や催尿感などの排尿障害が現れることもある。馬尾性は不適である。

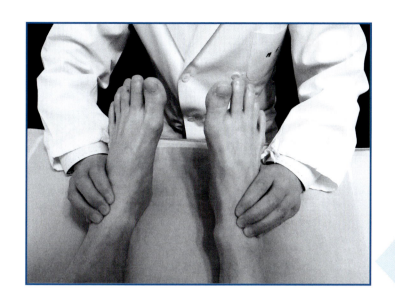

写真290
足背動脈の脈拍の確認方法

治療法

(1) マッサージ・指圧法
① 神経性間欠跛行には、背腰部、殿部、下肢のマッサージを行う。特に、筋緊張、硬結、圧痛部には十分に施術を行う。
・患者は腹臥位で、背腰部、殿部の指圧を行う（「腰椎椎間板ヘルニアのマッサージ・指圧法」[p.164～168] を参照）。
・大腿部、下腿部の指圧を行う（「腰椎椎間板ヘルニアのマッサージ・指圧法」[p.164、168～170] を参照）。

(2) モビライゼーション
① 仙骨部、腰椎などのモビライゼーションを行う。
・仙骨動揺法（**写真278**[p.171]）、腰椎動揺法（**写真279**[p.171]）を行う。腰椎動揺法で股関節に痛みが出る場合は、腰椎・腸骨動揺法（**写真280**[p.172]）を行う。これらの方法で痛みが出たり、刺激が強い場合は、間接法の仙骨操作法（**写真281**[p.172]）、腰椎操作法（**写真282**[p.172]）を行う。
② 硬結、圧痛などには押圧法を行う。

(3) 運動法
動けるようになってきたら、腰部、殿部、下肢などの伸展法（SLR（[p.157] **写真258**[p.158]））を行う。腹筋、背腰筋の強化運動などを適宜選択して指導し、筋肉による腰部脊椎の支持力を強くするように努める（「腰椎椎間板ヘルニアの運動法」[p.173、174] を参照）。

18 坐骨神経痛

　坐骨神経痛は、「腰椎椎間板ヘルニア［p.156］」「脊椎すべり症［p.176］」「変形性脊椎症［p.178］」などの機械的圧迫や運動などによる外傷などで起こるため、それらに準ずる。

参考文献

1）芹沢勝助 著「あん摩・マッサージの理論と実技」医歯薬出版、1975年
2）教科書執筆小委員会 著「あん摩マッサージ指圧実技＜基礎編＞」医道の日本社、2003年
3）芹沢勝助 著「マッサージ・指圧法の実際」創元社、1979年
4）藤原實 著「医療マッサージの基礎と応用」金原出版、2008年
5）教科書執筆小委員会 著「あん摩マッサージ指圧理論」医道の日本社、2009年
6）厚生省医務局医事課 編「指圧の理論と実技」医歯薬出版、1980年
7）出端昭男 著「問診・診察ハンドブック」医道の日本社、2009年
8）国分正一・鳥巣岳彦 監修「標準整形外科学」医学書院、2008年
9）山本真・河路渡・三好邦達・今井望 監修「ベットサイドの整形外科学」医歯薬出版、1983年
10）R. Cailliet 著、萩島秀男 訳「肩の痛み」医歯薬出版、1986年
11）R. McRae 著、小野啓郎 監訳「図解整形外科診察の進め方」医学書院、1983年
12）J. H. Warfel 著、矢谷令子・小川恵子 訳「図説筋の機能解剖」医学書院、1981年
13）金子丑之助 著「日本人体解剖学 第一巻」南山堂、1985年
14）S. Hoppenfeld 著、野島元雄 監訳「図解四肢と脊椎の診かた」医歯薬出版、1985年
15）福林徹・宮本俊和 編「スポーツ傷害のハリ療法」医道の日本社、1996年
16）A. Biel 著、坂本桂造 監訳「ボディ・ナビゲーション」医道の日本社、2009年
17）S. Niel-Asher 著、伊藤和憲 監訳「ビジュアルでわかるトリガーポイント治療」緑書房、2010年
18）金子丑之助 著「日本人体解剖学・第一巻」南山堂、1985年
19）山本亨・若杉文吉 著「図解痛みの治療」医学書院、1982年

20）S. Hoppenfeld 著「津山直一監訳整形外科医のための神経学図説」南江堂、1988年
21）竹谷内宏明・竹谷内伸桂 訳「カイロプラクティック講座 整形学検査法」科学新聞社、1984年
22）D. Kosstopoulos・K. Rizopoulos 著、川喜多健司 訳「トリガーポイントと筋筋膜療法マニュアル」医道の日本社、2006年
23）鈴木達司 著「理療臨床学」医道の日本社、1984年
24）劉勇 著「劉勇の疾患別臨床マッサージ・テクニック」医道の日本社、2011年
25）J. J. Cipriano 著、渡邊一夫 訳「写真で学ぶ整形外科テスト法」医道の日本社、1986年
26）R. Cailliet 著、荻島秀男 訳「頸と腕の痛み」医歯薬出版、1986年
27）R. Cailliet 著、荻島秀男 訳「腰痛症」医歯薬出版、1986年
28）田崎義昭・斎藤佳雄 著「ベッドサイドの神経の診かた」南江堂、1984年
29）糟谷俊彦 著「ノンスラストによる関節モビライゼーション」緑書房、2011年
30）M. A. Ritter・M. J. Albohm 著、魚住廣信 訳「スポーツセラピストのためのスポーツ外傷・障害マニュアル」医道の日本社、1988年
31）D. D. Arnheim 著、渡邊一夫・岩崎由純 訳「アーンハイムのトレーナーズ・バイブル」医道の日本社、1991年
32）C. Kisner・L. A. Colby 著、竹井仁 訳「運動療法・徒手療法ビジュアルポケットガイド」医歯薬出版、2013年
33）代田文誌・芹沢勝助・塩沢幸吉・三木健次・清水千里・倉島宗二・森秀太郎・木下晴都・米山博久 著「痛みの針灸治療」医道の日本社、1976年
34）出端昭男 著「開業鍼灸師のための診察法と治療法2坐骨神経痛」医道の日本社、1986年
35）教科書執筆小委員会 著「東洋医学臨床論 あん摩マッサージ指圧編」医道の日本社、1993年
36）野村嶬 編「標準理学療法学・作業療法学専門基礎分野 解剖学第2版」医学書院、2010年
37）阿部正隆 著「間違いだらけの肩こり治療」主婦の友社、2001年
38）藤縄理 著「筋と骨格の触診術の基本」マイナビ、2013年
39）齋藤巳乗 著「オステオパシー誇張法教本」ジャパン・オステオパシックス・サプライ、1993年
40）C. T. Wadsworth 著、奈良勲 監修「脊柱と四肢のマニュアルセラピー」医道の日本社、1999年
41）S. L. Edmond 著、大川泰 監訳「関節マニピュレーション」医道の日本社、1998年
42）F. M. Kaltenborn 著、富雅男 訳「四肢関節のマニュアルモビリゼーション」医歯薬出版、1988年
43）J. M. Mennell 著、中川貴雄 訳「関節の痛み」科学新聞社、1986年
44）A. Riggs 著、広橋憲子 訳「ディープティシュー・マッサージ」医道の日本社、2009年
45）J. H. Clay・D. M. Pounds 著、大谷素明 訳「クリニカルマッサージ」医道の日本社、2006年
46）F. H. Martini・M. J. Timmons・M. P. Mckinley 著、井上貴央 監訳「カラー人体解剖学」西村書店、2007年

糟谷俊彦(かすや としひこ)

1955年、宮城県生まれ。赤門鍼灸柔整専門学校を卒業後、整形外科にて勤務し、その後治療院を開業。鍼灸、手技療法の臨床に従事する一方で、1982年に赤門鍼灸柔整専門学校非常勤講師、2000年からケアマネージャー（介護支援専門員）に従事し、2007年に赤門鍼灸柔整専門学校東洋療法教育専攻科専任教員、現在に至る。「いわゆる保健マッサージによる尿中17-KSへの影響について」「肩背部の一点圧による手部血流量に及ぼす影響について」など論文多数。著書に『ノンスラストによる関節モビライゼーション』（緑書房）、『写真で学ぶ 関節モビライゼーション・テキスト』（産学社エンタプライズ）がある。

ノンスラストによる関節モビライゼーション2 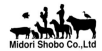 Midori Shobo Co.,Ltd

2015年3月20日　第1刷発行

■著　者／糟谷俊彦

■発行者／森田　猛

■発行所／緑書房

〒103-0004
東京都中央区東日本橋2丁目8番3号
TEL03-6833-0560
http://www.pet-honpo.com

■編集協力／冬木　裕

■カバーデザイン／株式会社メルシング

■印刷・製本／株式会社廣済堂

落丁・乱丁本は、弊社送料負担にてお取り替えいたします。
ⒸToshihiko Kasuya
ISBN978-4-89531-861-7

本書の複写にかかる複製、上映、譲渡、公衆送信（送信可能化を含む）の
各権利は株式会社緑書房が管理の委託を受けています。

[JCOPY] <（一社）出版者著作権管理機構 委託出版物>
本書を無断で複写複製（電子化を含む）することは、著作権法上での例外を除き、禁じられています。
本書を複写される場合は、そのつど事前に、（一社）出版者著作権管理機構（電話 03-3513-6969、
FAX 03-3513-6979、e-mail：info@jcopy.or.jp）の許諾を得てください。
また本書を代行業者等の第三者に依頼してスキャンやデジタル化することは、
たとえ個人や家庭内での利用であっても一切認められておりません。